ハヤカワ文庫 NF

〈NF241〉

診断名サイコパス

身近にひそむ異常人格者たち

ロバート・D・ヘア

小林宏明訳

早川書房

4621

WITHOUT CONSCIENCE

by

Dr. Robert D. Hare

Translated by
Hiroaki Kobayashi
Published 2000 in Japan by
HAYAKAWA PUBLISHING, INC.
This book is published in Japan by
arrangement with
the original publisher, POCKET BOOKS, NEW YORK
through JAPAN UNI AGENCY, INC., TOKYO.

善良な人たちが疑い深いことはまれである。自分にはとてもできないことを、ほかの人がやるなんて想像もできないからだ。通常、彼らはドラマティックでない解決を正しい解決策として受け入れ、問題の原因などはそのままにしておく。さらに、まともな人たちはサイコパスを、心のなかと同じように外見も怪物的だと思いがちだが、事実はまったくそれに反している……通常、現実のモンスターたちは、ほんとうにノーマルな彼らの兄弟や姉妹たち以上にノーマルに見えるし、実際、そのようにふるまう。彼らは、徳そのものがもっている内容以上の徳をもっているかのごとく人に思わせてしまう――ちょうど、蠟《ろう》でつくったバラのつぼみやプラスティックでできた桃のほうが、実物は不完全な形であったのに、私たちの目にはより完璧に見え、バラのつぼみや桃はこういうふうでなければならないと私たちが思いこんでしまうように。

――ウイリアム・マーチ『悪い種子』

謝　辞

サイコパスは社会の捕食者であり、生涯を通じて他人を魅惑し、操り、情け容赦《ようしゃ》なくわが道だけをいき、心を引き裂かれた人や、期待を打ち砕かれた人や、からになった財布をあとにのこしていく。良心とか他人に対する思いやりにまったく欠けている彼らは、罪悪感も後悔の念もなく社会の規範を犯し、人の期待を裏切り、自分勝手にほしいものを取り、好きなようにふるまう。彼らから被害を受けた人たちは、驚きとまどい絶望的な思いで自問する。「あの人たちはいったい何者なのだ――」「どうしてあんなことができるのだろうか――」「私たちはいったいどうやって自分を守ればいいのか――」こうした疑問は、百年以上にわたって臨床的考察や経験的な研究の焦点になってきた――そして、私の四半世紀にわたる研究の対象となってきた――けれども、サイコパスのおそろしい謎が明らかになりはじめたのは、やっとここ数十年のことだ。

この本を書くことに同意したとき、信頼できる科学的データや観察記録を、一般の人たちにもわかるように提示するのはむずかしいことはわかっていた。アカデミックな象牙の塔にこもって、ほかの研究者たちと難解な議論をしたり、専門的な書物や論文を書いていたほうがずっと楽だったろう。けれども、最近はサイコパスが悪事をたくらんだり、人の財産を略奪したりする事件が人びとの目にふれる機会が飛躍的にふえている。マスコミ報道は凶暴な犯罪や、金銭にまつわるスキャンダルや、人びとが信じていたことを裏切るようなドラマティックな事件の話でもちきりだ。数えきれないほどの映画や書物が、連続殺人犯、詐欺師《さぎし》、組織犯罪の関係者たちを題材に取りあげている。こういったものの多くは、サイコパスを描き出している。そうでない場合もいっぱいあるものの、マスコミや一般の人びとには、それを見分ける重要な視点が欠落しがちだ。サイコパスと日常的に接触するのが仕事である司法制度に携《たずさ》わる人びと、たとえば弁護士、司法精神科医および心理学者、ソーシャル・ワーカー、仮釈放委員会の職員、法執行官、矯正施設のスタッフでさえ、しばしば自分たちが扱っている人間を正しく把握していない。この本がこれから指摘しようとしているように、サイコパスの犯罪者と、社会におそろしい脅威をもたらす可能性はない人たちの区別ができないのだ。

　サイコパスに関する科学的文献は専門的で、抽象的で、行動科学の素養がないと理解がむずかしい。そこで、私の目的は、一般の人たちだけでなく、司法制度や精神衛生に携わっている人たちにも理解できるように、その文献をいわばわかりやすく翻訳することだ。学問的な問題点や調査結果を必要以上に単純化したり、すでにわかっていることを必要以上に誇張したりしないように努めるつもりだ。

この本の科学的視点は、私が実験心理学と認知精神生理学を研究してきたことを反映している。読者のなかには、精神力学の問題、たとえば、無意識過程や葛藤、防衛機制などのような問題にほとんど紙面を割《さ》いていないと失望する人もいるだろう。この五十年のあいだには、精神病質の精神力学に関する多くの書物や論文が書かれてきたけれども、私の意見では、この障害を理解できるほど大幅に研究が進んだとは思えない。精神病質の精神力学についてのほとんどの報告は、彼らについて理論だけでとらえようとし、しばしば堂々めぐりをしてきたからであり、経験的な研究とうまく結びついていなかったからだ。けれども、最近では精神病質に関する精神力学的考察と、行動科学の理論や手順とを結びつけていこうとする試みが出てきている。

ここ何年間かでこの研究をする大学院生や研究所の助手たちが着実にふえていることを、私はとてもうれしく思っている。私たちの協力関係は、いつだっておたがいに実りあるものだった。私は彼らを指導し、研究しやすい環境を与え、彼らは斬新な考えかたや創造的なひらめき、そして研究室をつねに刺激的で生産的なものにしておくために必要な熱意といったものを私に与えてくれた。私の研究室から出た大学院生たちがりっぱなライターになって著作を出したことでも、彼らの貢献度は明らかだ。とくにスティーヴン・ハート、アデル・フォース、ティモシー・ハーパー、シェリー・ウィリアムスン、ブレンダ・ギルストロムには負うところが多い。彼らひとりひとりが、この十年におよぶ私の考察や研究に大きな寄与をしてくれた。

この本の執筆は、ポケット・ブックスのシニア・エディター、ジュディス・リーガンの励ましや、パット・ケイポンおよびフラン・フィッシャーの堅実で思慮深い校閲や、ワイン・カントリーである北カリフォルニア出身の才能豊かなライターで、専門的な言葉遣いを一般の読者にもわかるような言葉に置き換える手伝いをしてくれたスーザン・リプセットの積極的な協力がなかったら、実現しなかった。

とくに感謝したいのは、妻であり親友であるエイヴリルだ。彼女は自分自身の仕事に必要な時間とエネルギーまで割いて私の仕事を積極的に支え、励ましてくれた。彼女のあたたかい見守り、的確な判断力、すぐれた眼識のおかげで、私は何年も幸せに、安心して、分別を保って過ごすことができた。

目次

診断名サイコパス

身近にひそむ異常人格者たち

まえがき

精神病質というのはひとつの人格障害であり、いくつかの特定の行為や人格特性によって定義されるが、その大半は社会から悪いものと見なされている。したがって、ある個人を軽々しく精神病質者《サイコパス》と診断することは許されることではない。ほかの精神障害と同じように、診断は、すくなくともその障害を決定づける最低限の基準を満たしているという証拠の積み重ねに基づかなければならない。私はいくつかの症例に診断をくだしてきたが、それも長い面接と、自分で作成したファイルの情報をもとにして慎重に検討を重ねたうえのことだった。だが、私は彼らについての詳細を変更したり、身元がわかるような情報を隠したりして、臨床家としての守秘《しゅひ》義務を守ってきた。ただし、患者のプライヴァシーを重んずるあまり、自分が指摘したいと思ったことまで言わずにおいたことは一度もない。

この本のテーマは精神病質だが、**本書に描かれている人たち全員がサイコパスなわけではない**。多くの実例は、出版物や、報道や、個人的な情報から引いてきたもので、たとえサイコパスというレッテルを貼られていても、当の本人たち全員がサイコパスかどうか、私には確信がもてない。だが、どのケースでも、記録にのこっている彼らの行動は、精神病質という概念と一致するか、あるいはその障害に典型的に見られる特性や行動を描き出している。この人たちはサイコパスかもしれないし、そうでないのかもしれない。しかし、報告されている彼らの行動は、精神病質というものを明らかにするさまざまな特性や行動を詳しく語るうえで、ひじょうに役に立つ材料となっている。

本書に登場する著名な犯罪者たち

エド・ゲイン

一九〇六年〜八四年。五四年冬、ウィスコンシン州の田舎のバーで五十一歳の女性経営者を射殺、五七年十一月には、プレイン・フィールドの金物店で中年の女主人を射殺した。死体は両方とも自宅である農場内の家屋へ運んでいた。後者の事件で、女主人の息子がゲインを疑って通報し、保安官が留守中のゲイン宅を訪れると、人間の皮膚を張った太鼓、皮膚で作られた衣服、頭蓋骨で作った石鹸皿などが見つかった。また、窓際に一対の唇、壁に九つのほんもののデスマスク、キチンのグラスに四つの鼻、レンジの上のフライパンに人間の心臓ひとつも見つかった。冷蔵庫には、人体のさまざまな部位が凍らせてあった。それらは、約十五人の女性のものと推定された。ウィスコンシン州の辺鄙《へんぴ》な農場に生まれたゲインは厳格な母に育てられ、女性とかかわることを極度に戒《いまし》められていた。母と兄弟の死後、一人住まいをするようになってから、ひそかに墓場から女性の死体を掘り起こし、解体して食べたり皮膚をはいで自分の身にまとうことを愉しむようになった。二つの殺人事件の犠牲者はゲインの母に似ていたという。彼はこの二件について犯行を認めたが、それ以外は記憶がなかった。終身刑に服していたが、八四年七月二十六日、ミネソタ州の精神病院で、呼吸不全のため死亡。ゲインの事件はヒッチコックのホラー映画『サイコ』やトマス・ハリスの小説『羊たちの沈黙』のモデルとなっている。

エドモンド・エミル・ケンパー

一九四八年生まれ。六四年八月二十七日、好奇心から祖母を銃殺し、カリフォルニアの精神病院に収容されたが、六九年に解放された。当時まだ未成年だったが、すでに身長約二メートル、体重百二十キロという体軀《たいく》をしていた。七二年五月七日、ヒッチハイクをしていた二人の女性を車にのせ、殺害。切り取った頭だけを自宅に持ち帰った。その後も同様な犯行をくり返した。首を切断することに性的な興奮を覚え、自宅に持ち帰った首のない死体と性交し、ときにはその肉の一部を食べてから遺棄した。頭は戦利品として部屋においたり、寝室に面した庭に埋めてときどき話しかけていたという。七三年のイースターの日、寝室で眠っていた母親をハンマーで撲殺《ぼくさつ》、首を切断し、切除した喉《こう》頭部《とうぶ》をごみ箱に捨てた。その後、母の親友を自宅に呼び、絞殺してから首を切断した。三日後にみずから警察を呼び、それまでの殺人について自供した。七三年、八件の第一級謀殺で有罪となり、本人が死刑を望んだにもかかわらず、終身刑になった。

デイヴィッド・バーコウィッツ

一九五三年生まれ。七五年十二月二十四日、二人の少女を異なる現場で刺殺。その後、一年半にわたり、おもに駐車中の車内にいたカップルや、通行人に近距離から発砲し、全部で女性五人と男性一人を殺害、六人に重傷を負わせた。連続通り魔殺人でニューヨーク市民を恐怖に陥れたバーコウィッツは、〝サムの息子〟というペンネームで切り裂きジャックさながらの手紙を新聞社に書き送った。そのなかで、自分は幼児期に継父《けいふ》から虐待《ぎゃくたい》され、のちに通りで殺人を犯すよう命令されたと書いた。また、サムという名は隣家の住人サム・カーからとったもので、その飼い犬が彼に殺人をそそのかしたなどと逮捕後に主張した。裁判では精神異常を装っているとして無罪の申し立ては却下され、仮釈放なしの三百六十五年の懲役刑を宣告された。

ジェフリー・ダーマー

一九六〇～九四年。九一年七月二十二日、ミルウォーキー市内のアパート自室に三十二歳の黒人男性を五時間にわたって拘禁し、暴行・殺害しようとしたが逃げられ、パトロール中の警官に通報される。部屋の中や冷蔵庫から人体の一部分や死体写真が見つかり、黒人八人、アジア人一人、白人二人の計十一人分のバラバラ死体が押収された。このとき、ダーマーがオハイオ、ウィスコンシン州、西ドイツにまたがって十七人を殺害した証拠も発見された。彼はアルコール依存症の孤独な青年だったが、その過去をさかのぼると、両親は不仲、実母は情緒的に不安定で、離婚後は十八歳のジェフリーを捨ててしまった。幼少期から内気で無気力で、ハイスクール時代は自殺予備軍と見られていた。七八年、父親の勧めで軍隊に入ったが八一年に除隊となる。七カ月後に公共道徳違背《いはい》行為と公務執行妨害、八七年に公然猥褻《わいせつ》行為で逮捕され、八八年には子供に対する第二級強制猥褻罪で一年の懲役刑を受けた。部屋で見つかった十一人のうち、最初の被害者である二十四歳男性は八九年三月に殺害された。ダーマーは被害者をおもにゲイ・バー、ショッピング街、シカゴのニュータウンで物色。九一年六月三十日から七月十九日にかけて、四人の若い男性を自室に誘いこみ、ドラッグを勧め、縛り、殺害、ときには解体した胴体と性交したり、死体を食べたりした。九一年九月から開かれた裁判で、すでに自白していた十五件の殺人事件について、精神異常により無罪の申し立てをしたが却下され、九二年二月、十五回の終身刑を宣告された。九四年十一月二十八日、コロンビア刑務所に服役中、黒人の囚人仲間に襲われ死亡した。

テッド・バンディ

一九四七〜八九年。ヴァーモント州バーリントン出身。一九七四年一月から七五年四月にかけてワシントン、ユタ、コロラドの三州にわたって二十歳前後の女性十九人を連続して誘拐し、性的暴行をくわえながら殺害した。片腕をつった姿で、小型ヨットを車の屋根にのせるのを手伝ってほしいと女性に接近し、うまく車に同乗させてそのまま誘拐するという手口だった。七五年八月、挙動不審でパトロール中の警官に連行される。車のシートから、被害者の女性のひとりの毛髪が見つかり、殺人現場付近でバンディを見かけたという証人もあらわれ、殺人容疑で起訴される。かつて法学部の学生だった彼は、正式事実審理前審問で自らの弁護に立ちながら、ハンサムで教養のある好青年を演じて人々を魅了した。法知識を駆使して審問を長引かせ、看守の目を盗んで逃亡したが、八日後に連れ戻される。七七年十二月三十日、再度脱走。翌月十五日の夜、フロリダ州立大学の学生寮で二人の女子学生を暴行殺害、三人の女子学生に重傷を負わせる。最後は二月九日、十二歳の少女を誘拐・暴行・殺害した。数日後、盗んだ車を運転中に警官に呼びとめられ、再逮捕される。彼はすべての殺人に対して犯行を否認し、無罪を主張した。七九年四月二十七日、バンディの歯型が、犠牲者の臀部についた咬《か》み傷と完全に一致。裁判では、自らの無罪を主張して弁護士さながらの演説をぶち、約十年にわたって上訴をくりかえしていたが、すべてが棄却されると二十三件の殺人に関し、自白をはじめた。八九年一月二十四日、フロリダ州立刑務所において、電気椅子で処刑された。

ジョン・ウェイン・ゲイシー

一九四二年生まれ。イリノイ州デス・プレインズ出身。七八年十二月十一日、ドラッグストアを経営していたゲイシーは、職さがしにきた十五歳の少年を誘拐・暴行・殺害。この事件の捜査で、彼がそれまでの約六年にわたり、九歳から成人にいたるまでの三十三人の男性を殺害していたことが明るみに出る。六八年には、若い男性に対する強姦未遂事件で十年の刑を宣告されたが、このときは前科もなく、模範囚だったために十八カ月後に釈放された。その後、少年たちを誘拐して自宅に連れこみ、手錠や縄で自由を奪ってから性的暴行をくわえ、クロロホルムをかがせたり、バスタブに頭をつっこんで失神させ、回復すると拷問を再開、最後に殺して死体を自宅の床下や屋根裏にかくすという犯行をくりかえしていた。八〇年に死刑を宣告された。

ヘンリー・リー・ルーカス

一九三七年生まれ。売春婦の母に幼いころからサディスティックな虐待《ぎゃくたい》を受け、客と性交しているところを見ているよう強要された。父はアル中で、事故で両足を失い、妻が客とサドマゾ行為をしているあいだに雪のなかへ追い出されていたため肺炎をおこし、ルーカスが十三歳のとき死亡した。十四歳のとき、十七歳の少女を強姦・殺害。このころ住居不法侵入で更生施設に入れられ、一年後に釈放されたが、すぐに強盗を犯してヴァージニア州立感化院に収容された。四年の刑だったが五六年十二月に相棒をつれて脱走。車を盗んでミシガンへ向から途中、検問につかまり、オハイオの連邦少年院に収監される。五九年九月に出所。ミシガンの義姉の元に身を寄せ、恋人ができた。二人の結婚話に母は反対し、恋人のまえでルーカスをののしり、いやがらせをした。母はホテルの部屋にもどったあとも彼を罵倒し殴りつけた。そして、気づいたときルーカスはナイフで母の喉を切り裂いていた。十四時間後に義姉が発見して病院に担《かつ》ぎこんだが死亡、ルーカスは四十年の刑でミシガン州立刑務所に収監された。この間、分裂症状と自殺未遂をくりかえし、精神病院に移送された。七五年、ルーカスが拒否したにもかかわらず、仮釈放となる。出獄したその日から殺人を再開、その後七年にわたり三百人以上を殺害した。七九年、フロリダ州で同性愛の大量殺人鬼オーティス・ツールに出会う。ツールは儀式のなかで女性や子供を平然と殺害し、人身売買もするオカルト教団の会員で、二人で遠征しては暴行、強盗、殺人を愉しんだ。また、ルーカスが四十歳のときツールの姪で九歳になるフリーダ・〝ベッキー〟・パウエルに出会って愛着をおぼえ、父親のように世話をした。のちには彼女を連れて殺人旅行をしてまわった。二人は夫婦として暮らしたが、ある日激しい口論になり、顔面をたたかれたルーカスは逆上してベッキーの胸にナイフを突き立てた。だが、我に返ると妻の亡骸《なきがら》の前で泣きくずれ、その後何度も彼女の墓を訪れて話しかけた。八三年六月、武器不法所持で逮捕され、翌年までに三百六十件の殺人について自白。八四年六月、五件の殺人で有罪となり死刑の判決を受けた。現在も厳重警戒監房で自分の犯した他の事件について自供をつづけ、捜査に協力している。『羊たちの沈黙』に登場する元精神科医の凶悪犯ハンニバル・レクターのモデルとなった。

エリザベス・ダイアン・ダウンズ

一九五六年生まれ。八三年オレゴン州スプリングフィールドで、離婚後にできた恋人に子連れであることを拒否されたため、七歳の娘を銃で殺害、八歳の息子と三歳の娘に重傷をおわせた。みずから警察に通報し、もじゃもじゃ頭の男による犯行と訴えた。一九八四年に逮捕され、一件の殺人、二件の殺人未遂、二件の第一級暴行で有罪判決を受けた。裁判中も歌を口ずさみ、曲に合わせて足でリズムをとっていたという。一九八七年に脱獄、十日後に捕まったときには、他の収監者の夫である三十六歳男性と刑務所の近所で同棲していた。

ケニス・ビアンキ

一九五二年、ニューヨーク州ロチェスター生まれ。いとこのアンジェロ・ブオーノ・ジュニアと組み、七七年から七九年にかけてカリフォルニアで十人の若い娼婦や少女を暴行・殺害、〝ヒルサイドの絞殺魔〟と呼ばれた。二人は警官を装って若い女性に接近し、自分たちの車に乗るよう命じてブオーノ宅へいき、虐待し強姦してから殺害、部屋や死体から血液や指紋などのあらゆる証拠をぬぐいさって自宅周囲に死体を遺棄した。七九年一月に二人の女子大生を殺したが、そのうちのひとりといっしょにいたところを目撃されていたことからビアンキに殺人容疑がかかる。彼は精神医学の学位をもっており、その知識を駆使して多重人格障害を装い、無罪を主張した。この申し立ては却下され、二件の殺人事件について起訴された。そこで彼は有罪を認め、ブオーノの犯行について証言をするかわりに、絞首刑になる可能性のあるワシントン州から、死刑のないカリフォルニア州へ送るよう答弁取引をした。ブオーノは七九年に逮捕されたが四百人以上もの証人の事情聴取に二年を費やし、八一年十一月十六日から公判が開かれた。八三年十一月十四日に九件の殺人で起訴され、翌年一月九日、仮釈放なしの終身刑を宣告された。いっぽうビアンキは証人としていちどカリフォルニアへ送られたが、再度ワシントンに引きもどされ、二〇〇五年まで仮釈放なしの終身刑に処せられた。

リチャード・ラミレス

一九六〇年生まれ。テキサス州出身で、五人兄弟の末っ子。ひじょうに厳格な家庭に育った。八四年六月から、ロサンジェルス南部で十三人を惨殺した。日中被害者を物色し、夜になってから目当ての家に忍びこみ、被害者をベッドで強姦・殺害したあと金品を奪い、現場にサタンのシンボルをのこしていった。だが、彼の手を逃れて命拾いした被害者が十五人いたため、警察で似顔絵が描かれ、一年二カ月後に逮捕された。八九年に十三件の殺人、三十件の重罪で有罪となり、十一月にガス室で処刑された。

ゲアリー・ギルモア

一九四〇〜七七年。七六年七月十九日、ユタ州オーラムの給油所で二十四歳の店員を、そして翌晩には二十五歳のホテル従業員を殺害。両者とも、床にうつぶせになるよう命じられ、頭を銃で撃たれて死亡した。強盗罪で十一年の刑期を終え、同年四月に出所したばかりのギルモアは、ガールフレンドとの関係が壊れた腹いせに同犯行に及んだ。七六年十月、殺人罪で有罪となる。刑務所内で二度自殺未遂をはかり、死刑執行が二ヵ月後にせまると、二十五日間のハンガーストライキをした。七七年一月、本人の希望どおり、複数の銃撃者によって処刑された。

チャールズ・スタークウェザー

一九四〇〜五九年。ジェイムズ・ディーンにあこがれ、当時ごみ収集人として働きながら、『理由なき反抗』の主人公をまねて、十四歳のカリル・アン・フューゲイトをガールフレンドにしていた。五七年十二月一日、二十一歳の給油所の店員から金をまきあげ、車で誘拐して銃殺した。翌年一月末には、フューゲイト宅でカリルの母親と継父を口論のすえ銃殺。カリルの合意のもと、二歳の妹の喉を銃床でおさえつけて窒息死させる。

数日間そこにとどまったあと二人は車で逃亡、農夫一人、十七歳と十六歳の男女一組、四十七歳の実業家夫妻とそのメイドの三人、靴のセールスマン一人をつぎつぎに殺し、車をうばって乗り換えながら逃げつづけた。裁判のとき、カリルは自分が終始人質で犠牲者だったと主張した。カリルは終身刑を受けたが八一年に仮釈放。スタークウェザーは五九年六月二十四日深夜、ネブラスカ州立刑務所において電気椅子で処刑された。

チャールズ・ハッチャー

一九二九年生まれ。六一年、新聞配達の少年を誘拐しようとした罪で服役中だったハッチャーは、囚人のひとりを強姦・刺殺したが、証拠不充分のため不起訴となった。出所してから、六九年八月に十二歳の少年を誘拐・絞殺。同年八月にはサンフランシスコで五歳の男の子を強姦して逮捕され、七三年四月、一年から終身までの不定期刑を宣告された。七七年、仮釈放になったが九月にネブラスカ州で獣姦のかどで逮捕され、精神不安定という理由でしばらく拘留されたのち釈放された。翌年、今度はミズーリ州で四歳児エリック・クリスチャンを誘拐・殺害。この事件では、地元に住むメルヴィン・レナルズという軽い知能障害がある男が犯行を認め、終身刑に処せられた。七九年五月、ハッチャーは七歳の少年の殺人未遂で再逮捕されたが、精神異常とみなされ病院に一年間収容された。その後も暴行事件をくり返し、逮捕されては精神異常により刑務所行きをまぬがれ、病院から逃げ出すか退院させられていた。八一年六月、イリノイ州で三十八歳男性を刺殺、翌年七月にミズーリ州で十一歳の少女を誘拐・強姦・殺害した。後者の事件で逮捕され、エリックをふくむ三人の殺害を自供、八二年十月、終身刑を宣告された。エリック殺害で服役中のレナルズはただちに釈放された。八四年九月に別件でさらなる終身刑を宣告されたが、裁判が続くうちに、みずから死刑を望むようになった。八四年十二月七日、刑務所内で首吊り自殺をした。

はじめに

　数年まえ、ふたりの大学院生と私は、ある科学雑誌に研究論文を投稿した。その論文は、成人男子のグループが言語活動をしているときの脳の働きを、生体臨床医学の記録機を使って電気的に記録した実験について書かれたものだった。この脳の活動は脳電図（EEG）と言われる連続した波となってチャート紙に記録されていた。ところが、雑誌の編集者は謝罪文とともにその脳電図を送り返してきた。その理由は、「率直に言って、あの紙に描かれているいくつかの脳波パターンはひじょうに奇妙であると思わざるをえません。あのEEGはほんものの人間のものであるとは考えられません」というものだった。

　記録された脳波のなかには、ほんとうに奇妙なものがあった。しかし、それは異星人から採取したわけでもないし、むろんでっちあげたものでもなかった。どんな人種、文化、社会、階級のなかにも存在するある種《しゅ》の人間たちから採取したのだった。だれしもこのような人間に会ったことがあるだろうし、彼らにだまされたり、操られたり、やむなくいっしょに暮らしたり、彼らがもたらした被害の尻ぬぐいをしたりした経験があるのではないだろうか。ときにはチャーミングな、しかしいつでも破壊的なこの種の人間には、ちゃんとした臨床名がついている――**精神病質者《サイコパス》**、と。彼らの驚くべき特徴は、もののみごとに良心が欠けているということだ。彼らがおこなうゲームは自己満足的で、他人の犠牲のうえに成り立っている。その多くは刑務所内にいるが、社会に出ている者もまた多い。彼らは例外なく、与えるよりもはるかに多くを奪っていく。

この本では、精神病質をまっこうから扱い、その不穏《ふおん》な本質を明らかにしていこうと思う。その暗い謎が社会にどれほど大きな脅威を与えるのかということや、何世紀にもわたる考察や何十年にもわたる経験的な心理学研究の結果、その謎がいますこしずつ解き明かされはじめているということを。

私たちが直面している問題の重大さを考えるひとつの目安として、北アメリカにはすくなくとも二百万人のサイコパスがいることを指摘しておこう。ニューヨーク・シティには、十万人のサイコパスがいる。しかも、これは控えめな数字だ。ほんのひと握りの人たちだけに影響のある、自分には関係のない問題どころか、精神病質は事実上私たちすべての人の手の触れるところにある。

精神分裂病がいま広く蔓延《まんえん》しているのと同様、精神病質も私たちの社会に広く蔓延しつつある。分裂病は、患者本人はもとより、その家族の心も引き裂いてしまうような悲惨な精神障害だ。けれども、分裂病がもたらす個人的な苦痛や不幸は、サイコパスがもたらすとてつもなく大きな個人的、社会的、経済的被害にくらべれば、まだ小さい。彼らはひじょうに大きな網を投げ、だれもがなんらかのかたちでその網のなかにとらえられてしまうからだ。

精神病質がもっとも顕著《けんちょ》なかたちで現われる場合、社会の規範を破る非道な犯罪というかたちを取る。当然のことながら多くのサイコパスは犯罪者だが、刑務所の外にいて魅力を振りまき、カメレオンのような才能を発揮して社会に甚大《じんだい》な被害を与え、破壊の爪跡をのこしていく者も大勢いる。

社会の構成員でもあるこうしたパズルの一片は、全般に、人と気持ちを分かちあったり他人とあたたかな情を交わしあったりする能力に欠け、自己中心的で、無神経で、後悔の念のない人間というイメージをみずからつくりあげている。良心に押しとどめられることなくなんでもしでかしてしまう人間と。ようするに、この病いにかかった者にそっくり抜け落ちているのは、人間として社会のなかで調和して生きていく資質なのだ。

あまり喜ばしい事実ではないし、そんな人間がほんとうにいるのかと疑う人もいることだろう。その疑問を打ち消すためには、近年私たちの社会で散見される精神病質のドラマティックとも言える症例を考えてみるといい。何十もの書物、映画、テレビ番組、そして何百もの新聞の見出しや記事が、その事実を伝えている。サイコパスは、マスコミが取りあげる人びとのひじょうに大きな部分を占めている——連続殺人犯、レイプ犯、泥棒、詐欺師《さぎし》、暴力亭主、ホワイトカラー犯罪者、株の悪徳ブローカー、幼児虐待者、非行少年グループ、資格を剥奪《はくだつ》された弁護士、麻薬界の大ボス、プロのギャンブラー、組織犯罪の構成員、資格を失った医師、テロリスト、宗教教団《カルト》の指導者、かねのためならなんでもやる人間、そして悪徳実業家。

こうしたことを念頭において新聞を読んでみると、この問題の大きさを知る手がかりが紙面からとび出してくるだろう。もっともドラマティックなのは、一般の人たちに嫌悪感を与えると同時に彼らを魅了してしまう、良心のかけらもない冷血な殺人犯たちだ。彼らの多くは、映画の題材としても取りあげられている。

たとえば、エド・ゲインは被害者の皮を剝《は》いでその肉を食べた。〝両刀使いの殺人鬼〟と呼ばれたエドモンド・ケンパーは、サディストで死体愛者であり、被害者をばらばらに切断した。〝サムの息子〟と呼ばれた殺人鬼のデイヴィッド・バーコウィッツは、駐車している車のなかにいる若いカップルをつぎつぎに餌食にした。そして、〝ミルウォーキーのモンスター〟、ジェフリー・ダーマーは、十五人の男や少年を拷問して殺し、死体を切り刻んだことを認め、連続十五回の終身刑の判決を受けた。これらの殺人鬼たちはしばしば正気だったという判断をくだされるが、彼らの筆舌《ひつぜつ》に尽くしがたい行為、グロテスクな性的ファンタジー、そして力や拷問や死に対するあこがれは、正気と狂気の境目をどこでどう分けるべきかをあらためて問いただす材料になるだろう。

しかし、精神病質の殺人犯は、いままで受け入れられてきた法的、精神医学的な基準から言えば、狂人ではない。彼らの行為は狂った精神状態によって引き起こされたものではなく、計算された冷たい理性と、他人を血のかよった感情のある人間として扱えないおぞましい特質が結びついた結果おきたものだ。一見ふつうの人間のように見える者たちが犯す理解を超えた行為を見て、私たちはとまどい、無力感を感じずにはいられない。

事態はこのように混乱しているから、私たちはいまこそ慎重に釣り合いのとれた見かたをしていかなければならない。サイコパスの大部分は、殺人を犯すことなく自分たちの業《ごう》を押しつけてくる。ひどく凶暴でマスコミをにぎわせるような行為にばかり目を奪われていると、もっと大きな展望を見失うおそれがある。人は殺さないが、私たちの日常生活に個人的な衝撃を与えかねないサイコパスのことを。私たちは冷たい目をした殺人鬼よりも、なめらかな舌をもった詐欺師にはるかに人生をふいにされてしまいがちなのだ。

ただし、残忍な殺人の場合でも、サイコパスの犯行であることが明らかなケースはよく考えてみるに値する。彼らのことは、概《がい》してしっかりと記録されていて、そういう人間が存在するのだということや、つかまるまえの彼らがごくふつうの親戚であったり、隣人であったり、職場の同僚であったりすることを私たちに警告してくれる。こうした記録は、彼らには他人の痛みや苦しみを思いやる能力が完全に欠落しているのではないか、というテーマを浮かびあがらせる。

どうしてこんな欠落がおこるのかなんとかして説明しようとすると、まず家族環境に目を向けることになるのだが、そこに答えはほとんどない。何人かのサイコパスたちの子供時代が物質的にも情緒的にも恵まれず、肉体的にも虐待を受けていたことは事実だが、そのように荒れた環境に育って成人になったサイコパスを除けば、あたたかく慈《いつく》しみにあふれた家庭に育ち、兄弟は他人を深く思いやる心をもったノーマルで誠実な人間なのに、本人がサイコパスである場合もある。それに、悲惨な子供時代を過ごした人がほとんど全員サイコパスや冷酷な殺人鬼になるわけではない。虐待や暴力にさらされてきた子供が粗暴で暴力的なおとなになるという議論は、別の研究分野では重要なポイントになるかもしれないが、ここではあまり役に立たない。どうして精神病質が顕在化するのかには、もっと深い、もっとわかりにくい事情がある。この本は、その答えを半世紀にわたって求めてきた私の研究を綴《つづ》ったものだ。

その研究の主たる努力は、私たちのなかにいるサイコパスをどうやって見分ければいいか、その正確な方法を確立することに注がれた。なにしろ、彼らを見分けることができなければ、私たちは個人としても社会としても、彼らの餌食になりかねない。たとえば、だれにでもわかりやすい例をひとつあげるなら、有罪となった殺人犯が刑務所から仮釈放されてふたたび凶暴な犯罪を犯すと、私たちの大部分は例外なく驚きとまどう。信じられないといった面《おも》もちで、こう尋ねる。「どうしてあんな人間を釈放したのだ——」もしも犯人がサイコパスで、当局が自分たちの仕事をきちんとやってさえいれば凶暴な常習性を予見できたはずだと知ると、そのとまどいはまちがいなく怒りへと変わる。したがって私はこの本で、精神病質とはどういうものか、そしてそれが投げかける問題の重大性、さらにはそれが私たちの生活に与える悲惨な打撃を減らすための方策を、一般の人びとや司法関係者にもっとよく認識してもらうことを切《せつ》に願うものだ。

第1章　サイコパスとの遭遇

ハルミアの口からシーツをつたって、ハッドの下になっている彼女の体にしたたるどす黒い血が見えた。おれは身動きひとつせず、まばたきもしなかった。しかし、やがてハッドは立ちあがって、おれににやりと笑ってみせた。彼は、深紅のベルトのバックルを締めていた。「すてきなねえちゃんだったじゃねえか」と、彼は言った。そして、口笛を吹きながら、赤いスエードのブーツにズボンをたくしこみはじめた。ハルミアは、壁に向かって体をまるめていた……

——ラリー・マクマーティ『ホースマン、パス・バイ』

長年のあいだに、私は以下のような経験に慣れてしまった。ディナーをともにした知人からていねいな口調で私の仕事について質問されると、私はサイコパスのおぞましい特徴についてかんたんに語る。すると、かならずと言っていいほど同席しているだれかが突如として考えこんだ表情になり、やがて声を張りあげて言うのだ。「まあ、なんてこと……するとだれだれさんはまちがいなく……」あるいは、「ちょっと待ってくれよ。そんなこと思いもかけなかった。でも、きみがいま言ったことは私の弟にもぴったり当てはまるよ」

こうした反応は、なにも社交の場にかぎって見られるだけではない。私の書いた書物を読んでくれた人たちは、きまって私の研究室に電話してきて、夫が、子供が、従業員が、あるいは知り合いが説明のつかないおかしな行動をして何年も自分たちを悲しませたり苦しませたりしていると訴えてくる。

精神病質についてもっとよく知りたいとか、もっとよく考えてみたいという思いは、日常生活で実際に失望や絶望を味わっている人たちほど切実にもっている。この章に登場する三つの例を読めば、「どうもなにかがおかしいのだけれど、それを具体的にはっきりと人に伝えることができない」という精神病質独特の雰囲気がとりあえず理解できるだろうし、まだあまり知られていないが興味深いこのテーマにすんなりと入っていくことができるだろう。

話のひとつは刑務所における体験記だが、そこでは精神病質のほとんどの研究がおこなわれている（刑務所にはサイコパスが大勢いて、彼らを診断するための情報が比較的容易に手に入るという現実的な理由による）。

ほかのふたつの事例は、日常生活のなかから引き出されたものだ。サイコパスはなにも刑務所のなかにだけいるとはかぎらない。親、子供、配偶者、恋人、いっしょに働いている人。そしてどこにでもいる不運な被害者たちは、いまこのときもサイコパスによって引き起こされた混沌や困惑になんとか対処しようとし、彼らを陥れたものがなんなのか理解しようとしているだろう。読者のなかには、以下の実例のなかのサイコパスと、自分を地獄に落としこんだ人間とのあいだに不穏な類似点を見つける人もいるかもしれない。

レイ

一九六〇年代初期に心理学の修士号を取得したとき、私は妻とまだ幼い娘を扶養しながら学業をつぎの課程に進めるために、仕事をさがした。私はそれまで刑務所のなかに足を踏み入れたことすらなかったのに、ブリティッシュ・コロンビア刑務所のただひとりの心理学者として雇われることになった。

私は心理学者として働いた経験もなかったし、臨床心理学にも犯罪心理関係にも格別興味があるわけではなかった。ヴァンクーヴァー近くにある警備の厳しい刑務所は、マスコミを通してしか聞いたことのない犯罪者たちを収容しているおそろしげなところだった。不慣れな場所などという言いかたでは、控えめすぎた。

厳寒の場所で、私の仕事ははじまった。訓練などなかったし、刑務所の心理学者がどうふるまうべきか教えてくれる先輩指導者もいなかった。所長と管理職員たちにはじめて会ったとき、彼らは全員制服を着て、何人かは武器を携帯していた。刑務所は軍隊形式で運営されていて、私もブルーのブレザーとグレーのフラノのズボンと黒い靴という〝制服〟を着なければならなかった。自分にそんな服は必要ないと所長にかけあったが、彼は刑務所の売店に私の体格に合った制服がすくなくとも一着はあるはずだと譲らず、結局私はサイズを測るために下へ送られた。

刑務所ははたで思うほどきちんとしていない場所であることが、このときはじめてわかった。なにしろ、支給された上着の袖はえらく短かったし、ズボンは滑稽なほど左右で長さがちがい、靴も左右で二インチ、サイズがちがっていた。とくに靴には往生した。私の足のサイズを測った受刑者は、茶色い紙に寸分の狂いもないほどきちんと足型を取ったのだ。なのに彼は、まったくサイズのちがう靴を、しかも私が何度か文句を言ったあとでももってきた。私になにかメッセージを送りたいのだとしか思えなかった。

　仕事の初日には、じつにいろいろなことがあった。自分のオフィスに通されてみると、そこは刑務所の最上階にあるだだっ広い部屋で、受刑者との信頼関係を保つために私が望んでいた小部屋とはほど遠いものだった。私はほかの施設から隔離され、自分のオフィスへたどりつくのに鍵のかかったドアをいくつか通り抜けていかなければならなかった。机の上方の壁には、やけに目立つ赤いボタンがあった。心理学者が刑務所のなかでなにをするのかまったく知らない看守――私と同様に無知だったわけだ――によると、そのボタンは緊急用だった。けれど、それを押す必要が出てきたとしても助けがすぐにくるとはとうてい思えなかった。

　前任者の心理学者は、オフィスのなかに小さな図書室をつくっていた。そこには、ロールシャッハ・テストや主題統覚法（TAT）のような心理テストに関する書籍がおもにならんでいた。私はそのようなテストについていくらか知っていたが、利用したことは一度もなかった。だからそのような本（刑務所内では私にとって数少ないおなじみのものであるはずなのに）を見ていると、とんでもないところへきてしまったという思いを強くした。

　そのオフィスに一時間もいないうちに、最初の〝患者〟がやってきた。三十代の彼は長身でやせていて、黒っぽい髪をしていた。彼のまわりの空気はざわついた音を出しているようで、こちらをまっすぐ見つめる目にはあまりに熱がこもっていたから、私は自分がいままで他人としっかり目を合わせてこなかったのではないかと思ったほどだった。彼の鋭い視線はまったくやわらぐことがなかった。たいていの人は、しばらく相手を見つめたあと視線をやわらげるためにちょっと目をそらすものだが、そんなそぶりは微塵《みじん》も見せなかった。

おたがいの自己紹介も待たずに、その受刑者（かりに、レイと呼んでおく）は会話の口火を切った。「よう、ドック、すまねえけどな、おれは問題をかかえてるんだ。あんたの助けが必要なんだよ。あんたとちょっと話したいんだ」

誠実な心理療法士として仕事に取り組みたいと思っていた私は、どんな相談なのか尋ねた。すると彼は、ナイフを取り出して私の目のまえで振って見せた。そのあいだずっと笑いを浮かべていて、目もしっかり私を見つめていた。私が最初に考えたのは、背後のボタンを押すことだった。だが、それはレイからはっきり見えるところにあり、それがなにに使われるものかもはっきりしていた。彼は私を試しているだけではないかと感じたし、彼がほんとうに私を傷つけるつもりならボタンを押すのはかえってまずいと思ったので、思いとどまった。

私がボタンを押さないとわかると、彼は私にナイフを使うつもりなどないと言い、自分の〝子分〟にしつこく言い寄っているある受刑者を刺してやるのだと言った。子分というのは、ホモセクシュアル行為で受け身的役割を果たす相手をさして言う刑務所用語だ。彼がなぜそんなことを私に話すのかすぐにはわからなかったが、そのうちに彼は私がどんな人間か見定めようとしているのではないか、どんな刑務所職員か見きわめようとしているのではないかと思った。もしこの出来事を管理責任者たちに報告しなかったら、武器を所持している者を報告するよう職員に義務づけている刑務所の厳重な規則を犯すことになる。だが、もしも彼のことを報告すれば、私が受刑者の側に立った心理学者でないという噂が広まり、むずかしい仕事がさらにむずかしくなるにきまっている。その後私は彼のセラピーを何度かおこない、そのなかで彼は自分の〝問題〟を一度ならず語ったが、私はナイフのことをずっとだまっていた。幸い彼はほかの受刑者を刺したりしなかったが、やがて自分はレイの罠にはまっていたことがはっきりした。私は受刑者たちとの〝職業的な〟関係を良好に保とうとするがために、刑務所の基本的な規則もあっさり無視してしまうやわな人間であるという印象を、受刑者に植えつけてしまったのだ。

レイははじめから、八カ月にわたる刑務所内での私の任務をみじめなものにしてくれた。なにかにつけて私を拘束しようとし、なんとか私を操ろうとする彼の試みは、つきることがなかった。あるとき、彼は腕のいい料理人になりたいのだと私に言った。彼は自分が料理に向いていると感じていて、釈放されたらシェフになるつもりだから、刑務所の食事の準備をさせてもらえればいい職業訓練になる、と私を説得した。結局、私は彼の要求どおり機械工場からの移転を支持した（どうやらナイフはそこでつくったらしい）。調理場がアルコールをつくるための砂糖とポテトと果物とほかの材料の宝庫であることなど、思いもかけなかった。そして、移転を推薦した数ヵ月後、刑務所長のテーブルの下の床下で、大爆発がおこった。騒ぎが一段落すると、私たちはアルコールを蒸留するためのかなり精巧な装置を床下で発見した。装置のどこかが故障して、鍋のひとつが爆発したのだった。警戒厳重な刑務所のなかに酒の蒸留器があることは異常でもなんでもないが、刑務所長の席の真下にそんなものを隠しておく大胆不敵な行為が、大勢の人たちを驚かせた。密造酒製造の黒幕がレイだったことがわかると、彼はしばらく独房入りとなった。

〝穴ぐら〟から出てくると、レイはなにごともなかったように私のオフィスにやってきて、今度は調理場から自動車整備工場への移転を願い出た。彼はほんとうに自分が器用だと感じていて、外の世界に出るときの備えをしておく必要があるのだと訴え、訓練さえ積んでおけば外の世界に出たときに修理工場がもてるかもしれないと言った。私は最初の移転を認めたことにうしろめたさを感じつづけていたが、結局彼に押し切られた。

私が心理学の博士号を取得するために刑務所を去る決心をしてすぐ、そして私がレイのもとを去るひと月まえに、彼は仮釈放の申請をする手続のためだと言って、屋根葺《ぶ》き職人だった私の父に自分を雇ってくれるよう口添えしてくれないかと頼んできた。私がこの話を刑務所の職員にすると、みんなは大笑いした。彼らはレイをよく知っていた。改心を装った彼の企てや計画にだれもがだまされた経験があり、しだいに彼に対して懐疑的になっていったのだった。それを知って、当時の私はうんざりした。レイに対する彼らの見かたは、私よりも明解だった――私の専門的な見かたよりも。彼らの見かたは、レイのような人間と長年付き合ってきた経験から割り出されたものだった。

レイは、私ばかりかだれをも欺《あざむ》く信じられない才能をもっていた。おしゃべりがうまく、嘘もかんたんにつき、それがあまりに流暢《りゅうちょう》だったり率直だったりするので、ときにはもっとも経験豊かで猜疑《さいぎ》心の強い刑務所職員でさえいっとき警戒を解いてしまうほどだった。私が会ったときには、前科がいっぱいあり（あとでわかったことだが、その後も前科はふえつづけた）、成人してからの人生の半分以上を刑務所のなかで過ごし、しかもその犯罪の多くは凶暴なものだった。それでも彼は、更生する用意があることを私や私などより経験豊かな人たちに納得させ、打ちこめるものを見つけたので犯罪に対する興味が完全に薄れたと信じこませた。レイは果てしなく、のらくらと、あらゆることについて嘘をついた。嘘と矛盾する点をファイルに見つけてそれを指摘しても、彼はすこしも悪びれなかった。あっさり話題を変え、まったくちがう方向へ話をもっていった。こうしたいきさつを経て、私はレイが父の会社の申し分ない従業員になれる見込みはないと判断し、彼の頼みを断わった。だが、それを断わったおかげで、私は彼の底意地の悪さにひどい目に遭《あ》わされることになった。

大学へ戻るために刑務所を去るまえ、私は以前に購入した一九五八年型フォードの代金をすくない収入のなかからまだ分割で支払っていた。それを知った刑務所の職員で、のちに所長になった男が、私のフォードと一九五〇年型のモーリス・マイナーを取り替えて残金を自分が払ってもいいと申し出てきた。私は同意した。彼のモーリス・マイナーはあまり状態がよくなかったが、刑務所の職員は施設のなかにある工場で車を整備してもらえたから、それを利用しようと思ったのだ。そこではまだレイが働いていて、私には好都合だった（もっとも、彼にも好都合だった）。車は美しく塗装され、エンジンとトランスミッションも修理してもらった。

車のルーフに所持品のすべてを積み、後部座席にはベニア板でつくったベッドをおいて赤ん坊を乗せ、妻と私は刑務所を出発した。出発したときから、エンジンの調子がすこしおかしかった。しばらくして、穏やかな斜面にさしかかったとき、ラジエターが沸騰した。給油所のメカニックは、キャブレターのフロート室のなかにボール・ベアリングが入っているのを発見した。彼はまた、ラジエターにつながっているホースの一本が明らかに傷つけられていることを指摘した。この程度の故障はすぐになおったが、つぎに長い下り坂にさしかかったときおこった故障は深刻なものだった。ブレーキ・ペダルがすかすかの状態になり、やがて床までついてしまった――ノー・ブレーキの状態で、しかも長い下り坂。運よく給油所が見つかり、そこで見てもらったところ、今度はブレーキ・ホースに切り傷がつけられてオイルがすこしずつ漏れるようにしてあるのが発見された。私の車がもちこまれたとき、整備工場にレイがいたのはたぶん偶然だろうが、刑務所内の〝電報〟が車の新しいオーナーのことを彼に知らせたのはまずまちがいなかった。

　大学に戻ってからは、人間の学習および作業に対する罰則の効果について論文を書く準備をした。その課題を調査していくうちに、私ははじめて精神病質に関する文献にいきあたった。当時私がレイのことを思い浮かべたかどうか定かではないけれども、いろいろな状況に出会うたびに彼のことを思い出すようになった。

博士号を取得したあとの最初の就職先は、数年まえ働いていた刑務所からさほどはなれていないところにある大学だった。まだコンピュータが普及するまえの時代で、私は受講登録がおこなわれる週に同僚の教授たち数人とテーブルについて、秋のクラスの受講生の長い列を受け付けていた。ある学生の登録をしているとき、私の名前が呼ばれるのが聞こえた。「ああ、おれはヘア博士が刑務所で働いてたとき助手をしてたんだ。博士の事務を手伝ったり、刑務所生活のことをいろいろと彼に教えていた。むずかしいケースのことをよく彼と話しあったもんさ。ふたりはじつにいいコンビだったな」なんと、レイだった。となりの列の、先頭に立っていた。

私の助手！　私は彼を狼狽させてやろうと思って、彼の、口から出まかせに割りこんだ。「へえ、ほんとかい？」するとやは、まったくひるむことなく、「やあ、博士。元気ですか？」と、言った。それからさっさともとの会話に戻り、べつの話をはじめた。のちに、彼の願書を調べてみると、この大学に応募するまえに取得していた彼の単位は偽りであることがわかった。彼の名誉のために言い添えると、さすがに私の講義に登録しようとはしなかった。

おそらく、私がいちばん興味をかきたてられたのは、嘘がばれたあとでもレイがいっこうに動じるようすがなかったこと、さらに、私の同僚が明らかにその嘘を信じこみそうになっていたことだ。良心の呵責《かしやく》も不安も感じずに事実を覆《くつがえ》して平気でいられる神経を、レイはいったいどうやって培《つちか》ったのだろうか？　いま振り返れば、私はその後二十五年間その答えを求めて観察調査をしてきたような気がする。

あれから何年もたったいまになってみると、レイの物語にはほほえましい面もあった。しかし、あのとき以来私が研究してきた何百というサイコパスたちの症例研究には、ほほえましい面などあまりなかった。

刑務所で働くようになってから数カ月めに、仮釈放を控えた受刑者の心理テストをおこなうため、管理責任者がある男を私のところへ送りこんできた。その男は、故殺で六年の刑を受けていた。犯罪の一部始終を記録した報告書が手元になかったので、私は本人にいろいろと尋ねた。その受刑者は、自分のガールフレンドの幼い娘が何時間も泣きやまず、しかもおむつが臭かったのでしぶしぶおむつを取り替えようとしたと言った。「あの子がおれの手に便をまき散らしたんで、おれは癇癪《かんしやく》を起こしたんですよ」と、彼は言った。だが、実際には癇癪を起こしたなどという生やさしいものではなかった。「そいつの足をつかんでもちあげ、壁に何度もたたきつけてやりました」と、彼は――信じられないことに――笑いを浮かべながら言った。私は、その驚くべき犯行をけろりとして語る彼に仰天し、自分の娘のことを思い、臨床家らしくもなく彼をオフィスから追い出して二度と会わなかった。

その後彼がどうしたかに興味をもって、最近彼の刑務所のファイルを調べてみた。彼は私が刑務所を去ってから一年後に、仮釈放を受けていた。そして、銀行強盗に失敗し、警察との激しいカーチェイスのさなかに死亡していた。刑務所の精神科医はこの男がサイコパスであると診断し、仮釈放に異議を唱えていた。その専門的忠告を無視した仮釈放委員会を責めることはできなかった。当時はサイコパスについての診断手続があいまいで頼りないものであり、ふたたび罪を犯すかもしれないという予測を立てることは困難だったからだ。しかしこれから見ていくように、現在は状況がまったくちがっていて、精神病質や累犯《るいはん》性についての最近の研究結果を考慮に入れて決定をくださないと、仮釈放委員会はおそろしいまちがいを犯す危険をおおいにはらんでいる。

エルザとダン

彼女が彼と会ったのは、ロンドンのあるコイン・ランドリーだった。彼女は、体力も神経もすり減らした一年まえの離婚騒ぎからなんとか立ちなおろうとしていた。彼女は近所で彼を見かけていたが、ようやく口をきいたときは以前から彼を知っていたような気分になった。彼は率直で人当たりがよく、ふたりはたちまち仲よくなった。付き合いはじめたときから、彼女は彼を楽しい人だと思っていた。

エルザは、ずっと寂しい思いをしていた。みぞれまじりの天候は陰鬱《いんうつ》だったし、街でやっている映画や芝居はもうすべて見てしまったし、大西洋の東側に知り合いはひとりもいなかった。

「そういうのを旅人の孤独っていうんだよ」ダンは、いっしょにディナーを食べているとき同情するように言った。「あれは最悪だな」

デザートを食べ終わったとき、彼は財布をもたずに出てきてしまったことに気づき、困惑したようすを見せた。エルザは、ディナーの代金を喜んで払った。その週のはじめに二本立ての映画を見たときよりもずっと楽しかった。パブで酒を飲みながら、彼は自分が国連の通訳であることをエルザに話した。彼は地球を駆けめぐっていた。そしていまは、任務と任務の合間の休暇だった。

ふたりはその週に四回会った。そのつぎの週は五回会った。自分はハムステッドにあるアパートの最上階に住んでいる、とダンは彼女に言った。そして彼がエルザと同棲同然の仲になるのに、たいして時間はかからなかった。自分でも驚いたことに、エルザはそれを喜んだ。自分の性格とは相容《あいい》れないことだと思っていたから、いったいどうしてこんなふうになってしまったのかわからなかったが、長いあいだ孤独だったからようやく人生が楽しくなった。

しかし、説明してもらったことも話しあったこともないいくつかの不安な疑問を、彼女は心から閉め出していた。ダンは一度も自分の住まいに彼女を招かなかった。彼の友人に会ったことも一度もなかった。ある夜、彼はテープ・レコーダーがいっぱい詰まった箱をひとつもちこんできた――工場から直接運んだようにまだビニール・カヴァーがかぶせてあり、開封されていなかった。そして数日後、それはすべて消えていた。あるときエルザが帰宅すると、部屋の隅にテレビが三台おいてあった。「友だちのために預かってやっているんだ」ダンはそれしか言わなかった。エルザがさらに説明を求めても、彼は肩をすくめただけだった。

待ち合わせた場所に彼が現われなかったはじめてのとき、エルザは彼が事故に遭ったのではないかと取り乱しそうになるほど心配した。彼はいつだってブロックのまんなかから車道を走って横切るようなことをしていたからだ。

ダンは三日間姿を見せなかったが、エルザが昼まえに家に帰ってきたときベッドの上で眠りこけていた。不快な香水のにおいとすえたビールのにおいがして、彼女はほとんど気分が悪くなった。そして、彼の命に対する心配が新たな感情にすりかわった。不愉快で、腹の立つ、抑えることのできない嫉妬。「いままでいったいどこにいたのよ？」彼女は、叫んだ。「ずっと心配してたのよ。いったいぜんたい、どこにいたの？」

ダンは、寝ぼけまなこで不機嫌そうな顔をした。「そんなことを訊くな」彼は、はねつけるように言った。「うるさいんだよ」

「なんですって？」

「おれがどこへいこうと、なにをしようと、だれといっしょだろうと……おまえの心配することじゃないんだ、エルザ。だから、訊くな」

彼は別人のように見えた。しかし、やがて冷静さを取り戻したようで、眠気を振り払うと彼女に手をのばした。「きみを傷つけたことはわかってるよ」彼はいつものやさしい口調に戻って言った。「でも、そんなやきもちはインフルエンザみたいなもんだ。そのうちにけろりとなおっちまうさ。そうだろ、ベイビー？　そうだろ？」まるで母猫が子猫をなめるように、彼はエルザの髪をなでてやり、ふたたび信頼を取り戻した。けれども、嫉妬についてダンが言ったことはなんだかとても奇妙な気がした。信頼が打ち砕かれた痛みを彼は経験したことがないのだろうと、エルザは思った。

ある夜彼女は、角の店へいってアイスクリームを買ってきてくれないかとなんの気なしにダンに頼んだ。答えがなかったので、顔をあげると彼がおそろしい目つきで自分のほうをにらんでいた。「ほしいものはいつだって手に入れてきたんだな」と、彼は妙に横柄《おうへい》な口調で言った。「かわいいエルザがなにかをほしがると、かならずだれかが跳びあがって外に駆け出し、おまえに買ってきてくれたんだろ？」

「冗談言ってるの？　あたしはそんな女じゃないわ。いったいなにを言ってるのよ？」

ダンは椅子から立ちあがり、出ていった。それから二度と、エルザは彼を見なかった。

双子

双子姉妹の三十回めの誕生日を、両親のヘレンとスティーヴ夫妻は複雑な思いで迎えた。エーリエルの成功を誇らしく思うたびに、ふだんから破壊的でしばしば高くつくアリスのいきあたりばったりの行動を思い出して、気持ちが沈んでしまうのだった。姉妹は二卵性双生児だったが、生まれてからずっと外見は驚くほどよく似ていた。しかし、ふたりは昼と夜みたいにちがっていた――おそらく、天国と地獄みたいにちがっていたと言うほうが適切だったろう。

どちらかと言えば、その対照的なちがいは三十年まえよりさらに際だってきていた。エーリエルは、先週電話してきて大ニュースを伝えた。もしこのまま仕事をつづける気があれば、四、五年のうちにかならずシニア・パートナーとして迎える、と事務所の上司に言われたというのだった。いっぽうアリスからの、というよりアリスのカウンセラーからの電話は、うれしいものではなかった。更生施設に住んでいるアリスとほかのひとりが真夜中にそこを出ていって、この二日間帰ってこないというのだった。このまえ同じことがおこったとき、アリスは空腹をかかえて無一文でアラスカに現われた。あのときはいったい何度電報為替を送り、飛行機で家へ帰ってくるよう説得したことか。

エーリエルは成長の過程でいくらか問題をかかえていたが、その問題は通常とくに異常なものではなかった。エーリエルは、自分の思いどおりにならないと不機嫌で気むずかしくなった。その傾向は思春期にさらにひどくなった。ハイスクールの三年生のときにはたばこやマリファナをやっていた。そしてカレッジの二年生のときには、将来の方向が見つからないから自分にはなんの可能性もないと言って、中途退学してしまった。けれども、その年は就職難にみまわれて、彼女はロー・スクールへいくことを決意し、その時点からなにもかもが変わった。彼女はなにかに取り憑かれたように一心不乱に勉強し、しかも野心的になっていった。学校では法律雑誌の編集に携わり、優秀な成績で卒業すると、最初に受けた面接で仕事を得た。

アリスの場合は、いつも〝ちょっとだけどこかがずれて〟いた。姉妹はふたりとも美人だったが、母親はアリスが三歳か四歳のころから、自分の容姿《ようし》と愛らしさを利用するすべを心得ていることに驚いていた。アリスは男に媚《こ》びを売ること——そばに男がいると、気取っていた——まで知っているのではないかと、母親は感じていた。もっとも、幼い娘に対してそんな疑いをもつことで、ひどくうしろめたい気持ちをかかえてもいた。そして、いとこが姉妹にくれた小さな子猫が庭で絞め殺されているのを発見したとき、彼女はさらにうしろめたい気分になった。エーリエルは子猫の死骸を見て明らかに心を引き裂かれていた。アリスの涙は、しかし、むりに流しているように見えた。そんな思いを振り払おうとすればするほど、母親はその子猫の死にアリスがなにか関係しているのではないかと思わざるをえなかった。

姉妹はよくけんかをした。しかし、この双子の姉妹のけんかも〝ちょっとずれて〟いた。エーリエルはいつも防御の側にまわっていた。アリスはいつも攻撃の側にまわっていた。そしてアリスは相手のもちものを壊すことに特別の喜びを感じているように見えた。だから、十七歳のときアリスが家を出ると、みんなほっとした。すくなくとも、エーリエルはやっと静かに暮らせるようになった。けれども家を出たとたん、アリスはドラッグにのめりこんだ。彼女は、いまや衝動的で言動が予測できず、自分の思いどおりにならないとひどい癇癪《かんしゃく》を起こすようになっていた。しかも麻薬中毒になり、その習慣を維持するために泥棒から売春にいたるまであらゆることをやっていた。保釈金の支払いや更生プログラムの費用は、ヘレンとスティーヴ夫妻を経済的に苦しめるようになった。ニュー・ハンプシャーにあるクリニックで三週間治療を受けた費用は一万ドルだった。「この家族に経済的余裕が生まれそうな者ができてほんとに助かった」スティーヴは、エーリエルのいいニュースを聞いたときそうつぶやいた。なにかあるたびにアリスを経済的に助けていけるのはあとどれくらいだろうかと、ずっと思い悩んでいたからだ。実際、彼はなんとか娘を刑務所から遠ざけておこうと真剣に知恵を絞っていた。だが、自分の行為がもたらした結果に直面すべきは、父親の自分でも母親のヘレンでもなく、彼女自身ではなかったのだろうか？

ヘレンは、この点に関して不屈だった。保釈金を払えるかぎり、自分がおなかを痛めて産んだ子はたったひと晩だろうと刑務所なんかで過ごさせはしない、という態度だった（アリスはすでに何日も刑務所で過ごしていたが、ヘレンはそれを意識的に忘れることにしていた）。やがて、これはいったいだれの責任なのかという問題になった。きっと自分と夫がアリスを育てるときになにかまちがいを犯したのだと、ヘレンは信じきっていた。この三十年間を振り返って、どんなに正直に考えてみても自分たちがまちがいを犯したとは思えなかったけれども。もしかしたら無意識のうちにまちがいを犯していたのかもしれなかった。もしかしたら、どうやら双子のようですよと医者に告げられたとき、自分があまりうれしがらなかったせいかもしれなかった。知らず知らずのうちにアリスをないがしろにしていたのかもしれなかった。生まれたとき、彼女のほうがエーリエルより丈夫だったから。もしかしたら、娘たちが双子であることがすぐわかるようなドレスを着せず、ダンス・スクールやサマー・キャンプへもべつべつにいくようしむけたおかげで、ジキルとハイド現象を引き起こしてしまったのかもしれなかった。

もしかしたら……しかし、ヘレンはこうした考えに疑いをもった。親はだれでもまちがいを犯すものではないだろうか？　たとえ一時的であっても、親はだれでも片方の子供に目をかけるものではないだろうか？　先行きのわからない人生のなかで子供が浮き沈みする姿を見て、親は一喜一憂するのではないだろうか？　きっとそうだ……けれど、どう考えても、すべての親がアリスのような子供を授かるわけではない。ヘレンは、娘たちの子供時代にその答えを見つけようとし、ほかの家族を熱心に観察した結果、とてもいいかげんで子供をえこひいきする親でも、情緒が安定して協調性のある子供に恵まれていることを発見した。口やかましく粗暴な親からは、情緒障害はもっていないにしても概して扱いにくい子供が生まれることは知っていたが、それはみんな親たちのまちがいゆえであり、自分とスティーヴはそのカテゴリーにあてはまらなかった。

だから、娘たちの三十回めの誕生日に、ヘレンとスティーヴは複雑な気持ちをかかえていた。双子の姉妹が肉体的に健康であることを喜ばしく思い、エーリエルが安定して充実した仕事を手に入れられたことを幸せに感じていたが、同時にアリスがいまどこかで幸せにやっているのかどうかという昔からの心配もかかえていた。けれども、この長く連れ添った夫婦が不在の娘たちの誕生日に祝杯をあげているとき、おそらくふたりの心を圧倒的に支配していたのは、歳月がたってもなにひとつ変わっていないという幻滅した気分だった。いまは二〇世紀だった——ものごとの解決法はすべてわかっていていいはずだった。憂鬱《ゆううつ》な気分を回復させる薬もあるし、病的な恐怖症をコントロールする治療法もあるのに、長年アリスを診《み》てきてくれた大勢の医者も、精神科医も、心理学者も、カウンセラーも、ソーシャル・ワーカーも、だれひとりとして娘がこんなふうになってしまった理由を説明してくれなかったし、彼女の問題を解決する妙薬を処方してもくれなかった。アリスが精神的に病気なのかどうかも、だれひとりわからなかった。娘が生まれて三十年たったいま、ヘレンとスティーヴ夫妻はテーブルをはさんで悲しげにつぶやくのだった。「あの子は異常なのかな？　それとも、たんに性悪《しょうわる》なだけなんだろうか？」

第2章　診断のためのプロファイル

何とおりもの疑問

このテーマをとりまく混乱と不可解さは、たいていの人にとって、精神病質《サイコパシー》という言葉そのものからまず派生してくる。文字づらでは、これは〝精神病〟（サイキとは〝精神〟の意味であり、パソスとは〝病気〟の意味）であり、辞書によってはいまだにそのような意味として掲載されている。混乱は、マスコミがこの言葉を〝狂気〟とか〝異常〟という言葉と同義に使用することからおこってくる。「警察は〝異常者《サイコ》〟がいまだに逃走中と発表」、「彼女を殺した男は〝異常者《サイコ》〟にまちがいない」

ほとんどの臨床家や研究者は、この言葉をそんなふうには使わない。精神病質は昔のような意味での精神病としては理解できないことを知っているからだ。精神病質者《サイコパス》は現実を把握できないというわけではないし、ほかのたいていの精神障害を特徴づけている妄想や、幻想や、強烈な主観的悩みを経験しているわけでもない。精神病患者とちがって、サイコパスは理性的で自分がなにを、なぜしているのかちゃんと把握している。彼らの行動は選択の結果であり、自由に実行されている。

したがって、もしも分裂病と診断された人が社会の規範を破れば、たとえば通りがかりの人を〝宇宙船に乗った火星人から受けた〟命令によって殺したとすれば、私たちは〝狂気のなせるわざ〟としてその人間に犯罪責任はないと判断する。サイコパスと診断された人が社会の規範を破れば、彼もしくは彼女は正気として判断され、刑務所に送られる。

凶暴な犯罪、とくに連続的な拷問や殺人などの犯罪が報じられたとき、私たちは一般に同じような反応を示す。「そんなことをする人間は異常者にきまっている」おそらくはそのとおりだろうが、法律や精神医学上ではかならずしもそうはならない。

前章で述べたように、何人かの連続殺人犯はたしかに正気ではなかった。たとえば、エドワード（エド）・ゲインだ。身の毛のよだつような彼のおぞましい犯罪は、『サイコ』や『悪魔のいけにえ』や『羊たちの沈黙』など数多くの映画や本に取りあげられた。ゲインは被害者を殺し、切り刻み、ときにはその肉を食べていた。そして、被害者の体の一部や皮膚からグロテスクなもの――ランプシェード、衣服、仮面――をつくっていた。裁判では、検察側と弁護側の両方の精神科医が、彼は精神異常であると証言した。診断は慢性分裂病で、その結果、判事は彼に精神障害の治療を受けるべく病院行きを命じた。

けれども、ほとんどの連続殺人犯はゲインのような男ではない。被害者を拷問したり、殺したり、切り刻んだり、〝正気〟とはなにかという私たちの概念に挑戦するような驚くべき犯罪を犯したりするかもしれないが、たいていの場合彼らが狂っているとか、錯乱していたとか、精神病であるとかいう証拠はなにもないのだ。これら多くの殺人犯たち、ごく少数の名前をあげるなら、テッド・バンディ、ジョン・ウェイン・ゲイシー、ヘンリー・リー・ルーカスなどは、サイコパスと診断された。ということは、現在の精神医学および法律的基準では、彼らは正気なのだ。彼らは刑務所へ送られ、処刑された者も何人かいる。しかし、精神的に病《や》んでいる殺人犯と、正気だが精神病質の殺人犯との明確なちがいは、見分けるのが容易でない。その結果、何世紀にもわたる、ときには形而上学的《けいじじょう》とも言える論争がつづいてきたのだった。

サイコパスかソシオパスか？

多くの研究者や臨床家、そして作家たちは精神病質者《サイコパス》と社会病質者《ソシオパス》を交換可能な言葉として使っている。たとえば、『羊たちの沈黙』のなかで、トマス・ハリスはハンニバル・レクターを〝完全なソシオパス〟と表現しているが、映画のシナリオライターは彼を〝完全なサイコパス〟と表現している。

ときにソシオパスという言葉が使われるのは、それがサイコパスという言葉よりも精神病と混同されることがすくないからだ。『ザ・ブラッディング』という本のなかで、ジョゼフ・ウォンボーは英国のレイプ殺人犯であるコリン・ピッチフォークのことをつぎのように書いている。「その精神科医が、診断書のなかで彼を〝サイコパス〟でなく〝ソシオパス〟と表現しなかったことは遺憾だった。前者には誤解がつきものだからだ。この事件に関係のあった者すべてが、サイコパスという言葉を〝精神病〟と混同しているようだった」

どちらの言葉を選ぶかは、それを使う人がこの臨床的症候群、つまり本書で語られる障害の原因と決定因をどう見ているかにかかっている。この症候群が社会の影響力や幼年期の経験に由来していると考える臨床家や研究者（ほとんどの社会学者や犯罪学者も含む）は、ソシオパスという言葉のほうを好む。いっぽう心理学、生物学、および遺伝的要因もこの症候群に関与していると考える人たち（著者もそのひとり）は、むしろサイコパスという言葉のほうを使う。したがって、同じ人間がある専門家にはソシオパスと診断され、べつの専門家にはサイコパスと診断されることになる。犯罪の加害者（O）と、私の大学院の学生（S）との以下のやりとりを参考にしてほしい。

S　あなたを診察した刑務所の精神科医の診断は？

O　彼女が言うには、おれは……ソシオパスじゃなくて……サイコパスだとさ。あのときはおかしかったな。だって、世の中にはサイコパスの医者とか弁護士もいるから心配しなくていいって彼女は言ったんだ。だから、おれは言ってやった。「なるほど、じゃあ、もしも先生がハイジャックされた飛行機に乗ってたとしたら、自分たちを殺そうとしてるくそったれやソシオパスのとなりより、おれのとなりにすわってくださいますね？」って。彼女は椅子から転げ落ちたよ。おれに診断名をつけるんなら、ソシオパスよりサイコパスにしてもらいたいね。

S　それは同じことじゃないのかい？

O　いや、ちがうね。ソシオパスっていうのは、まちがった育てられかたをしたんでやることが下品だ。たぶん社会に不満をもってるんだろう。だが、おれは社会になんの不満ももってない。敵意なんてもってない。あるがままの自分なのさ。ああ、おれはサイコパスのほうがいいね。

〝サイコパス〟にしろ〝ソシオパス〟にしろ、一般には同じ意味だと思われているこの言葉は、アメリカ精神医学会が発行している『精神障害の診断および統計マニュアル』第三版（DSM-Ⅲ、一九八〇年）と、精神病の診断のためのバイブルである最近の版（DSM-Ⅲ-R、一九八七年）で、反社会性人格障害と表現されている。反社会性人格障害の診断基準には、おもに反社会的および犯罪行動の長いリストが含まれている。このリストが最初に出たころは、共感能力や自己中心性や罪悪感などのような人格特性を査定することが一般の臨床家にはできないだろうと思われていた。したがって当時は、だれが見ても社会的異常行動だと思える行動のみを臨床家が査定し、診断をくだしていた。

その結果、過去十年のあいだに混乱がおこってしまった。多くの臨床家たちは、反社会性人格障害と精神病質は同義のものであるとまちがって思いこむようになった。くり返しになるが、DSM-ⅢとDSM-Ⅲ-Rでは〝反社会性人格障害〟という言葉を使っておもに反社会的および犯罪的行動に言及している。犯罪者の大多数は、そのような診断の基準にかんたんにあてはまる。いっぽう、〝精神病質〟は、人格特性と社会的異常行動の両方から規定される。ほとんどの犯罪者は、サイコパスではない。いっぽう法律の陽のあたらない部分で行動し、なおかつ刑務所行きをまぬがれている多くの人間のなかにも、サイコパスはいる。サイコパスについて臨床家やカウンセラーに相談するときには、このことをしっかり心にとめておいてもらいたい。反社会性人格とサイコパスは、似て非なるものなのだ。

歴史的考察

はじめてサイコパスのことについて書いた臨床家のひとりは、一九世紀初頭のフランスの精神科医フィリップ・ピネルだった。彼は、譫妄《せんもう》（軽度ないし中等度の意識混濁に錯視、幻視、幻聴などの妄想や異常行動が加わる意識変容）なき狂気という言葉を使って、良心の呵責や自制心がまったく欠如した行動パターン、つまりありきたりの〝悪事〟とはちがうと彼が考えた行動パターンを説明しようとした。

ピネルはこの状態を道徳的にニュートラルだと考えたが、ほかの知識人たちはこのような患者を〝道徳的に狂っている〟と考え、邪悪の体現だと考えた。それで、サイコパスは〝狂人〟であるという見解と、彼らは〝悪〟であり、さらに言えば悪魔的だという見解のあいだで世代間にわたる論争が巻きおこったのだった。

大半の人びとが本来もっている衝動やファンタジーに対する抑止力として受け入れている規範の外で活動できる人間が、なぜこの世にいるのだろうか？　多くの人たちがこのむずかしい命題を取りあげてきたが、ハーヴェイ・クレックレーほど強い意欲をもってその答えをさがそうとした者はいなかった。いまや古典となった彼の著作、『ザ・マスク・オヴ・サニティ』は一九四一年に初版が出たが、そのなかで彼は、じつにおそろしいけれども無視されている社会問題に注目するよう呼びかけた。そして、自分の患者のことをドラマティックに書き、精神病質のこまかい見解をはじめて一般の人びとに提示した。たとえば、著作のなかで、彼は多くの前科をもち、銃がうまく作動しなかったために母親を殺しそこねたある若い男性、グレゴリーについての所見をつぎのように書きしるしている。

この若者の半生を公平に描くには、何百ページも費やさないと不可能だろう。彼がくり返しおこなってきた反社会的行為や、明らかにささいな動機は、経験から学んでよりよい適応性を身につけたり、容易に予測することのできる深刻なトラブルを回避したりする能力に欠けていることを示しているが、私にはそのどれもが精神病質人格の古典的症例であるように思われる。彼は今後も過去におこなってきたようにふるまいつづけるであろう。だが、こうした行動に影響を与え、彼がよりよい適応性を身につける精神医学的治療を、私は知らない。

クレックレーが書いた文章のなかには、〝抜け目なく機敏に働く頭〟とか、〝人を楽しませる口のききかた〟とか、〝とび抜けた魅力〟とかいう語句がよく出てくる。また、留置場や刑務所にいるサイコパスが、自分は精神病院に入るべきだと判事を説得するなみなみならぬ技能をもっていて、それをじつにうまく利用することにもクレックレーは注目している。いったん病院に入れば、もうだれにもとやかく言われないので（なぜなら、彼はあまりにも分裂的だからだ）今度は釈放を勝ち取るためにその技能を使うのだ。

とても明快に書かれているクレックレーの文章にちりばめられているのは、サイコパスの行動に関する彼自身の感想だ。

［サイコパスは］個人の価値とでも呼べるだいじな事実とかデータに無関心で、そのようなものを理解することがまったくできない。まじめな文学や絵画に表現されている人間の悲劇とか喜びとか努力などにほんのすこしでも関心をもつことは、ま

ずないと言っていい。この種の人間はまた、人生そのものにも無関心である。美しさとか醜さ、それに善、悪、愛、恐怖、ユーモアなども表面的意味以外はまったく意味をもたず、どんなパワーにも心を動かされることがない。さらには、他人が感動しているようすを見てなにかを感じる能力にも欠けている。まるで人間の存在そのものを色を識別できない目で見ているかのようで、そのくせ鋭い知性はもっている。くらべてみることによって自分の欠陥を補うという意識がないので、説明しても意味をなさない。わかったと言葉でくり返すことはできるし、その言葉をすらすら言うことはできるのだが、自分が理解していないことをさとることができない。

『ザ・マスク・オヴ・サニティ』は北米の研究者たちに多大な影響を与え、この四半世紀になされてきた大部分の精神病質に関する科学的な研究の臨床的柱になっている。この研究の最終目的はたいてい、なにが原因でサイコパスが〝発生〟するのかを発見することだった。その結果、私たちはいくつか重要な発見をした。けれども、この社会でサイコパスが引き起こす荒廃は増加傾向にあって、現代の研究はさらに重要な最終目的をもつことになった――こういう人びとが他人に及ぼす被害を最小限度に抑えるために、彼らを見分ける信頼できる方法を開発すること。この課題は、社会にとっても個人にとってもひじょうに重要だ。

〝ほんもののサイコパス〟を見分ける

刑務所で調査をするときの問題は、一般に受刑者たちが外の人間たち、とくに大学の研究者などに懐疑的で、信頼を寄せないということだ。私は刑務所のヒエラルキーの頂点にいたある受刑者に手伝ってもらったが、彼は私の調査がけっして否定的な結果をもたらすものでないことや、犯罪行動を理解するのに役に立つものであることをわかってくれた。プロの銀行強盗だったこの受刑者は、私のスポークスマンになってくれて、調査に協力してくれただけでなく、自分自身喜んで被験者となっていることをみんなに吹聴《ちょう》《ふい》してくれた。おかげでひじょうに大勢が被験者になることを志願してくれたのだが、その数の多さゆえにべつの問題がもちあがった。志願者のなかから、いったいどうやって〝ほんものの〟サイコパスを見分けたらいいのか、という問題だ。

一九六〇年代には、心理学者も精神科医もどうやってサイコパスを見分けたらいいのか完全に合意した見解をもっていなかった。分類の問題は、大きなつまずきの石になっていた。私たちは人間を分類しようとしているのであって、リンゴやオレンジを分類しようとしているのではなく、しかも私たちが関心をもっている対象は、詮索《せんさく》好きな科学の目からしたたかに隠れている心理学的現象だった。

フロリダのある女性は、彼に新車を買ってやった。カリフォルニアのある女性は、彼にトレーラー・ハウスを買ってやった。ほかのだれが彼になにを買ってやったのかは、だれも知らない。国を渡り歩きながら女性を食い物にしたレスリー・ゴールの犯罪を報じたある新聞が言うように、それを知っているのは本人だけだ。ゴールだけが、すべてを知っている。

被害者のひとりが名づけた〝すてきなペテン師〟は、つぎつぎに未亡人に近づき、自分が必要とするものとそれ以上のものを彼女たちから奪い取った。彼女たちは、心と小切手帳を彼に開いた。神経の図太さと魅力、それに偽の身分証がいっぱい詰まったスーツケースをもって、伝えられるところによれば、彼は老人用のダンスホールや社交クラブで会った年配のご婦人がたから何万ドルという大金をかすめ取った。カリフォルニアの警察が彼の記録を調べてみると、長い前科の記録があった。すべて詐欺と偽造と窃盗の記録だった。

カリフォルニアの警察が自分を追っていることを知ると、ゴールは刑期をカナダの刑務所で務めることを保証してくれれば自首してもいいという内容の手紙を、弁護士を通じてフロリダ警察に送った。

「その話が一般に知れわたると」と、リポーターのデイル・ブラザオは書いている。カリフォルニア警察の電話は鳴りっぱなしになり、「人びとが自分の母親や叔母もゴールの餌食になったのだと思うと訴えてきた。〝あの顔つきにはぜったい見おぼえがある〟と。さらにどれくらい大勢の被害者が名乗り出てくるのか、想像もつかなかった」

現在フロリダの刑務所で十年の刑期を務めているゴールは、自分を博愛主義者だと言っている。「ああ、たしかにおれは彼女たちのかねをいただいたが、彼女たちのほうだっておれからそのかねに見合うぶんのものは受け取ってるはずさ」と、彼は言うのだ。「おれは彼女たちの欲求を満たしてやった。彼女たちは注目されて、愛情を注がれ、人生の友を得た。そして、ある場合には、愛までな……ふたりでベッドから出ないこともあったんだ」

——一九九〇年五月十九日および九二年四月二十日付トロント・スター紙

精神病質の受刑者を見分けるのに標準的な心理テストをやってもよかったのだが、この種のテストの大部分は自己評定に頼るところが大きかった――たとえば、「嘘をつくのは、①かんたんだ　②ちょっと気が引ける　③いやだ」というような設問形式なのだ。私が扱っていた受刑者たちは、精神科医や心理学者がテストや面接をするときに、なにを引き出したいのかじつによく知っていた。一般に、彼らはほんとうにだいじなことを刑務所の職員に明かしたがらないが、仮釈放や仕事場の変更や、なにかのプログラムへの参加などに関しては、自分のいちばん有利になるように率先して訴えをおこす。そのうえ、彼らのなかにいるサイコパスは、自分たちの目的に合うよう真実をゆがめたり形づくることがひじょうにうまい。人に与える印象を操作することは、彼らの得意とするところなのだ。

その結果、受刑者の記録は刑務所のだれもが知っている人物像とは相容れない、ひじょうに念入りに書かれたファイルで満たされることになる。冷酷な殺人犯がじつは繊細な神経の持ち主で、あたたかい抱擁のような心理学的治療だけを必要とする思いやりのある人間になってしまう。これは実際にあった話で、ある心理学者はその殺人犯に一連の自己評定テストをおこなった結果、そのように結論した！　人格テストを無批判に利用すると、その報告書は精神病質について書かれているようでも、実際は精神病質となんの関係もない記述で満ちていることが多い。

なぜ私が心理テストに頼ることをしぶったのか、その理由を説明するには、ある受刑者の例が恰好《かっこう》の見本になる。調査プロジェクトで彼と面接していたあるとき、心理テストの話題が出た。彼は、テストについてはすべて知っていると私に語った。とりわけ、刑務所の心理学者たちのあいだでとても評判のいい自己評定法の人格検査で、MMPIと略されているミネソタ多面人格目録についてはよく知っていると言った。あとでわかったことなのだが、この男は監房のなかに全質問事項を書いた小冊子と、MMPIの点数表と、それを解釈する手引きをもっていた。彼はこれだけの材料と、仕入れた知識を使い、ほかの受刑者たちにサーヴィスを提供していた――むろん、報酬を受け取って。そして、環境と目的を考慮して依頼人がどんなプロファイルをつくるべきか自分できめ、質問にどう答えたらいいか彼らにコーチしていた。

「刑務所にきたばかりだって？　だったら、あんたはちょっと不安な気分になっていて、おそらくは落胆して心配をかかえてるふうに見せるのがいい。だが、治療ができないほど不安がってちゃいけない。仮釈放の日が近づいてきたら、もう一度おれに会いにこい。すっかり変わったように見せるやりかたを教えてやるよ」

このような〝プロの〟助けがなくても、多くの犯罪者たちはたいして苦労もせずに心理テストの結果をごまかすことができる。最近私の研究プロジェクトに参加したある受刑者は、まったく異なった三種類のＭＭＰＩ結果を示す診断書をもっていた。一年間隔で入手したその診断書のうち、最初のものは彼が精神病質だと診断し、二番めのものは完全に正常だと言い切り、三番めのものは彼がいくぶん情緒障害をもっていると診断していた。私たちとの面接のなかで、この受刑者は心理学者も精神科医も自分の言ったことを鵜呑《うの》みにする〝ぼんくら〟ばかりだったと言った。彼によれば、刑務所の精神病棟に移してもらえば〝のんきに〟暮らせると思ったから、最初のテストで精神的な病気を演出したという。ところが、精神病棟は思ったほど気に入らなかったので（「頭のおかしい囚人が多すぎる」）、なんとかもう一度ＭＭＰＩを受けなおし、今度は完全に正常にふるまい、元の監房に戻された。それからしばらくして、今度は不安げでちょっと抑圧されたように見せようときめ、ＭＭＰＩにいくぶん情緒不安定と診断されるようにふるまった。そうすればヴァリウムの錠剤がもらえて、それをほかの受刑者たちに売ることができるからだった。刑務所の心理学者は、皮肉にもその受刑者が演出した精神障害のタイプと程度を判定する確かな資料として、三つのＭＭＰＩ結果を利用していたのだった。

私は、自己評定にだけ頼って分類をおこなう問題点を解決することにした。そして、データを集めるために、クレックレーの研究によく通じている臨床家たちのチームを結成した。彼らは、長い時間をかけて細かく面接をおこない、ファイルに書かれている情報を詳細に検討することによって、刑務所の受刑者たちを研究し、サイコパスたちを認定することになった。私はこの〝測定者〟たちに、精神病質の特徴を示すガイドラインとしてクレックレーのリストを配布した。その結果、臨床家たちの見解が一致する割合がひじょうに高くなった。なかには一致しない事例もあったが、それは討議することによって解決された。

それでも、研究者や臨床家のなかには私たちの診断のやりかたに不信感をもつ者もいた。それで、私たちは十年以上の歳月を費やして、一般受刑者のなかからサイコパスをさがし出すマニュアルを改良し、洗練させていった。こうして、臨床家や研究者が利用できるかなり信頼性の高い診断方法ができあがり、精神病質と呼ばれる人格障害のかなり詳細なプロファイルを生み出す結果につながった。私たちは、この道具を《精神病質チェックリスト》と名づけた。これではじめて、精神病質を測定して診断する科学的に妥当な手段が可能になり、広く受け入れられるようになった。《精神病質チェックリスト》はいまや世界で広く利用されていて、臨床家や研究者が、ほんとうのサイコパスと、たんに規則を破るだけの人間とを合理的に区別するのに役立つようになった。

第3章　精神病質チェックリスト

おれがほかの人間のことを気にするかって？　むずかしい質問だな。ああ、するとと思うよ……でも自分の感情までは犠牲にしないな……つまり、おれだってふつうの男と同じように親切で思いやりもあるが、でも現実を見てみろよ、みんな鵜《う》の目鷹の目で人を餌食にしようとしてるじゃないか……自分の面倒は自分で見なきゃな。自分の感情をだいじにしなきゃ。たとえばなにか必要なものがあったり、だれかが自分を妨害……つまり自分からなにかを奪おうとしたりしたら……それにはちゃんと対処しなくちゃならない……必要なことをなんでもやってやるさ……だれかを傷つけたら気分が悪いかって？　ああ、ときにはな。でも、たいていは……その……（笑い）……あんたはこないだ虫を踏みつぶしたときどんな気分だった？

——誘拐、レイプ、強奪で服役中のサイコパス

《精神病質チェックリスト》のおかげで、私たちはほとんどリスクを負わずに、たんなる社会的異常性や犯罪性を語れるようになったし、法律を破ること以上になんの共通性もない人びとにまちがったレッテルを貼らずにすむようになった。しかもそれだけではなく、私たちのなかにいる障害をもった人格の詳細な姿が見えるようにもなった。この章とつぎの章では、突出した特徴をひとつひとつ検討していくことによって、サイコパスの姿に焦点をあてていく。この章では、この複雑な人格障害の感情および対人関係の特性を見ていく。第四章では、不安定で典型的に反社会的なサイコパスのライフスタイルを検証する。

次頁の表は、精神病質の鍵となる症状を簡単にまとめた、《精神病質チェックリスト》の概要である。

《精神病質チェックリスト》は、専門家が使う場合でも相当に複雑な臨床診断の道具だ。サイコパス独特の特性や行動だと一般に思われていることは、結果としてあとからついてくる。したがって、**自分自身やそばにいる人を、これを使って診断してはいけない。**

《精神病質チェックリスト》の概要

〈感情／対人関係〉
- 口達者で皮相的
- 自己中心的で傲慢
- 良心の呵責《かしやく》や罪悪感の欠如
- 共感能力の欠如
- ずるく、ごまかしがうまい
- 浅い感情

〈社会的異常性〉
- 衝動的
- 行動をコントロールすることが苦手
- 興奮がないとやっていけない
- 責任感の欠如
- 幼いころの問題行動
- 成人してからの反社会的行動

この診断にはしっかりした訓練と、正式な採点方法が必要だ。もしも知り合いの人が、ここやつぎの章で語られているプロファイルに適合していたり、専門家の意見を聞くことが重要だと思ったりしたら、資格のある（しかもきちんとした団体に登録している）心理学者か精神科医をさがすこと。

また、ここで語られる症状のいくつかにあてはまっても、サイコパスでない人もいることに留意してほしい。衝動的だったり、口達者だったり、冷たくあまり感情を表に出さなかったり、反社会的だったりする人は大勢いるが、だからといって彼らがサイコパスとはかぎらない。精神病質は、ひとつの症候群――関連した症状の集合体なのだ。

口達者で皮相的

サイコパスはウィットに富み、明快な発言をする。愉快で、人を楽しませる会話もでき、機転のきいた賢い受け答えを用意していて、さらには説得力のある話で自分をすばらしい人間に見せることができる。彼らは自分の存在感をひじょうに効果的に演出することができ、ときにとても愛想がよくてチャーミングだ。けれども、彼らは如才なくて調子がよすぎ、どう見ても誠実さに欠けて皮相的だと映ることもある。感覚の鋭い人なら、サイコパスは芝居を演じているようで、機械的に〝台詞《せりふ》を読んでいる〟ような印象を受ける。

私のもとで研究をおこなっていた女性の測定者のひとりは、受刑者と面接したときのもようをつぎのように語っている。「私が腰をおろしてクリップボードを取り出すと、その男はまず最初に、私の目がなんとも美しいと言いました。そして、面接のあいだ私の容姿について何度もお世辞を言い、いっこうに話が進まなかったのです。でも、ようやく面接を切りあげたとき、私はふだんになく……その、自分がきれいになったような気がしていました。私は用心深い女だし、とくに仕事に関しては慎重ですから、ふだんならインチキはたいがい見破ることができます。ところが面接を終わって外へ出たときは、自分があんな見え透《す》いた台詞にまどわされたなんて信じられませんでした」

すこし奇異に感じるかもしれないが、サイコパスはいろいろな話を、したり顔でまくしたてることも多い。よくあるパターンは、自分が社会学、精神医学、薬学、心理学、哲学、詩、文学、絵画、法律などに精通しているように見せることだ。嘘がばれることを往々にしてなんとも思っていない特性の表われだろう。私たちの刑務所ファイルのひとつには、ある精神病質の受刑者が社会学と心理学の修士号をもっていると主張したものの、実際にはハイスクールも満足に出ていなかったことが記載されている。彼は、私の学生のひとりで心理学の博士号を取ろうとしていた者との面接のあいだじゅう、ずっとこの作り話を押しとおした。面接をした女子学生は、心理学に通じていない者なら感心してしまうかもしれない専門用語や思想を、この受刑者が自信たっぷりに語っていたと言っている。この種の〝専門家〟のヴァリエーションは、サイコパスに共通している。

ディック！　口がうまく、目から鼻に抜けるような男。ほんとに、彼にはかぶとをぬぐ。まったくあれほど〝人をたぶらかす〟ことがうまいとは。たとえば、最初に彼が〝かましてやろう〟ときめたミズーリ州カンザス・シティの衣料品店の店員がいい例だ……あのときディックは言った。「おまえはただそこに立ってればいい。笑うんじゃないぞ。おれがなにを言っても驚くな。臨機応変にうまくやれよ」自分から言い出した仕事に、ディックは完璧にそつがないように思えた。彼はさっそうとなかへ入っていき、店員に向かってペリーを〝もうすぐ結婚することになっているおれの友だち〟と快活に紹介し、さらにつづけて「おれは花婿の付き添いをやるんだ。だからこいつがほしがってる服をさがして店をまわってる……」と言った。店員はそれを鵜呑みにし、ペリーはすぐにデニムのズボンをぬいで、店員が〝略式の式にはもってこい〟だと考えた地味なスーツを着てみた……それから今度は、ディックによればフロリダへの新婚旅行に着ていくにふさわしいと思われる派手なジャケットとスラックスを選んだ……「いったいどうなってるんだ？　こいつみたいなちびの醜男《ぶおとこ》が、彼女のあまい蜜を吸っていやがる。なのにあんたやおれみたいなハンサムが……」店員は勘定書をさし出した。ディックは尻のポケットに手をのばし、眉をひそめ、指をぱちんと鳴らして、言った。「なんてこった！　財布を忘れてきちまった」相棒にはいかにも見え透いた文句のように思え、「だれも」だませやしないと思われた。だが店員はそうは思わなかったらしく、白地式小切手を取り出してきた。ディックが請求金額より八十ドル多い小切手をつくると、店員はすぐさまその差額を現金で支払ってくれた。

――トルーマン・カポーティ『冷血』

『闇にいる悪魔』のなかで、ジョゼフ・ウォンボーは精神病質の教師ウィリアム・ブラッドフィールドのことをじつに巧みに描いている。この教師は、自らの博学さでまわりにいるあらゆる人たちを言葉巧みにだました。正確に言えば、ほとんどあらゆる人たちを。だが、ブラッドフィールドがいかにも専門的な知識のように語った学問に通じている人は、それがうわべだけの知識にすぎないことをすばやく見破ることができた。ある人は、彼の「会話の口火はすてきな文句で切られましたが、それ以上はつづきませんでした」と言っている。

むろん、相手が口達者なだけなのか、それとも誠実なのか見分けるのはかんたんではない。とくに、話している相手のことをこちらがよく知らない場合には。たとえば、ある女性がバーでワインを飲みながら魅力的な男と出会ったとしよう。すると、男はつぎのように言う。

ぼくは人生の多くをふいにしてきた。でも、時間は取り戻せないからな。以前に取り戻そうと試みたことはあったんだ。もっといろんなことをやることで失った時間を埋め合わせようとね。でも、いろんなことがはやく進んだだけで、よりよい方向には向かわなかった。それで、いまはもっとペースを落として生きていこうと思ってる。自分では一度ももったことのないものを大勢の人たちに分け与えながらね。彼らの人生に楽しみを注入するんだ。スリルを与えようっていうんじゃない。他人の人生を充実させてやりたいんだ。その他人というのは女性になるかもしれないが、かならずしも女性じゃなくてもいい。もしかしたら、その女性の子供になるかもしれないし、あるいは老人世帯のだれかになるかもしれない。きっと……いや、たぶんそうならないかもしれないけど……でも、ぼくにはわかってる。そこからおおいに喜びを見つけ、自分の人生がよりよくなったと感じることをね。

この男性は誠実だろうか？　言葉は確信をもって話されていただろうか？　この言葉は、じつはとんでもない犯罪歴をもった四十五歳のある受刑者の口から出たものだ。《精神病質チェックリスト》でもっとも高い得点をマークした男の言葉だった。彼は妻に暴力をふるい、子供を遺棄したのだった。

『フェイタル・ヴィジョン』という本のなかで、著者のジョー・マギニスは、妻と子供を殺した精神病質の医師ジェフリー・マクドナルドと自分の関係を以下のようにしるしている。

彼が有罪判決を受けてから六ヵ月、いやもしかしたら七ヵ月か八ヵ月のあいだ、私は作家としていままで体験したことのないほどひどい状況に直面し、そのあいだずっとチャーミングで説得力のあるこの男性に自分を信じてくれと懇願されながら、彼が有罪かどうかという問題のみならず、さらに困惑するような問題と闘ってきた。すなわち、もしも彼が犯人なら、どうして彼を好きになることなどできたろうか、という問題と。

ジェフリー・マクドナルドは、〝精神的苦悩を故意に引き起こした〟という理由も含めて、数個の訴因でマギニスを訴えた。作家のジョゼフ・ウォンボーはこの裁判で証言し、マクドナルドについて以下のように言った。彼は、マクドナルドをサイコパスだと考えていた。

彼はまれにみる口達者な人間だと思いました……こんなに口達者な男には会ったことがないと思います。［彼が］話をするときの態度にも驚かされました。彼はとんでもなくおそろしい出来事を話していたのですが、殺人のことをきわめて詳細に語ることができたのです……まったく超然として、流暢《りゅうちょう》に、そして気楽な態度でます。……私はおそろしい犯罪を生きのびた人たち何人もにインタヴューしたことがありともあります。犯罪がおこった直後に話をしたこともありますし、何年かあとに話をしたこド医師のようにほとんど尊大な態度であんなことを語れる人には、私のすべての経験に照らしても会ったことがありません。

自己中心的で傲慢

「あたし、あたし、あたし……世の中は彼女が輝いているあいだ、そのまわりでまわりつづけていた――彼女はいちばん明るい星ではなく、たったひとつの星だった」アン・ルールは、ダイアン・ダウンズについてそう書いている。ダイアン・ダウンズは、一九八四年に自分の子供三人を銃で撃ち、ひとりを殺し、のこりのふたりを半身不随にした女だ。

サイコパスはナルシスティックで、自分の価値や重要性に関してひどく慢心したものの見かたをする。まったく驚くべき自己中心性と権利感覚の持ち主だ。彼らは、自分が宇宙の中心にいると思っていて、己《おのれ》のルールに従って生きることが許されている優秀な人間だと思っている。「法律に従わないというんじゃないわ」と、ある女性の被験者は言った。「あたしは自分の法律に従っているのよ。あたしは自分のルールを破ったことは一度もない」彼女は、さらにそのルールを〝自分《ナンバー・ワン》の利益を追求する〟という表現で語った。

強盗、レイプ、詐欺などさまざまな犯罪を犯して刑務所に入っているべつのサイコパスは、自分に弱点のようなものはあるかと質問されて、つぎのように答えた。「おれには弱点なんかないね。あるとすれば、やさしすぎることとくらいだ」最高点が十点になる測定を受けて、彼は自分をつぎのように評価した。「十点満点だろうな。ほんとは十二点と言いたいところだが、それじゃあんまり自慢しすぎる。もっといい教育を受けていたら、おれはとてつもない人間になっていたよ」

サイコパスの傲慢さと尊大さは、しばしば法廷内のドラマティックなふるまいに現われる。たとえば、弁護士を批判したり解雇したりして、自分で弁護をおこなうことも珍しくない。もっとも、その場合結果は悲惨なものになる。「相棒は一年ですんだのに、おれはあのばかな弁護士のおかげで二年食らった」と、ある被験者は言った。彼はのちに自分で上訴までやり、さらに三年の刑を追加された。

サイコパスは尊大で恥知らずの傲慢な者であることが多い。自己満足にひたり、頑固で、横柄《おうへい》で、うぬぼれる。彼らは他人に対して力をもちたがり、他人を支配したがる。他人が自分とちがう正当な意見をもっていることなど信じられないかのように。彼らはカリスマ性をもっているように見え、他人に〝衝撃〟を与えている。

サイコパスは、自分の法律的、経済的、個人的な問題でとまどうこともめったにない。たとえ問題をかかえてもそれは一時的なものにすぎず、運が悪かったり友だちに恵まれなかったり、あるいは不公平で機能しない制度があったりしただけだと思う。

サイコパスは将来の目標をもっているとよく口にするけれども、それを達成するにはどんな資格が必要なのかほとんどわかっていない。将来の目標をどうやって実現したらいいのかまるでわかっていないか、あるいはそれを達成するチャンスにほとんど、ないしまるで恵まれていない。実績はないし、教育に持続的な興味をもたなかったからだ。仮釈放のことを考えている精神病質の受刑者は、出所したら大資産家になるとか、貧しい者の味方の弁護士になるという漠然としたプランを練っていることもある。ある受刑者は、とくに文才があるわけでもないのに、書こうと計画していた本のタイトルの著作権を取り、自分の本がベストセラーになったとき転がりこんでくるかねの計算をしていた。

自分の才能はどんな人間になることも可能にしてくれると、サイコパスは感じている。

チャンス、運、自分に都合のよい被害者など状況さえ整えば、自分の偉大さは目を見張るほどに報われる、と。たとえば、精神病質の企業家は〝考えることが大きい〟が、それはふつう他人のかねをあてにしていることが多い。

思春期のころから犯罪を重ね、家宅侵入で収監されたジャックは、《精神病質チェックリスト》でもっとも高い得点をマークした男だった。彼は、ヴィデオ・カメラにたいへんな興味を示して面接に臨んだ。「テープはいつ見られるんだ？　自分がどう映ってるか、どんな感じか見てみたいんだ」ジャックはそれから、四時間にわたって細かく長々と、自分の犯罪歴について話しはじめた。途中、思い出したように、絶えず「ああ、そうさ、おれはもうすっかり観念してるんだ」などと言いながら。そのとき語られていた話は、けちな窃盗と詐欺まがいの行為にすぎなかった。「人に数多く会えば会うほどカモもふえるもんさ。だけど、やつらはほんとは被害者なんかじゃない。冗談じゃないぜ、連中は失った以上のかねを保険で取り戻すんだから」

軽窃盗はやがて夜盗や武装強盗にエスカレートしていくのだが、その話とともにけんかの遍歴も彼は語り聞かせた。「ああ、そうとも、おれは十四のときからホモを痛めつけてた。でもあくどいことだけはしなかったぜ。たとえば女子供をなぐるとかな。なにしろ、おれは女を愛してるんだ。女はいつも家にいるべきだと思うね。それに、世界じゅうの男が死んじまうといい。そうすりゃ世の中に男はおれひとりしかいなくなる」

「今度娑婆《しゃば》へ出たら、息子をもちたいな」ジャックは、面接者に言った。「それで、息子が五歳になったら、自分の思うとおりに息子を育てられるよう女を追っぱらってやる」

どうして犯罪に手を染めるようになったのかと訊かれて、彼は答えた。「おふくろと関係があるんだよ。世界でいちばんビューティフルな人とな。彼女は強かったし、四人の子供の面倒を見るために一所懸命働いた。ビューティフルな人だったよ。おれは、五年生になったときから彼女の宝石を盗みはじめた。あの女のことは、ほんとはよくわからなかった……なにしろ、おれたちはべつべつの道を生きてきたからな」

ジャックは自分の犯罪歴を正当化するために、むなしい努力をした。「おれは町を出るためにときどき盗みを働かなきゃならなかった。そうさ、でも、おれは犯罪者なんかじゃない、いい、じゃない」けれど、のちの面接で、彼はつぎのようにも回想した。「おれは十日間のうちに十六回盗みに入った。あれは気持ちよかった。ほんとに気持ちよかったぜ。麻薬中毒の自分がやっと麻薬を手に入れたみたいな気分だった」

「嘘をついたことはある？」面接者は訊いた。

「冗談だろう？　おれは呼吸するみたいに嘘をつくよ。つぎからつぎへとな」

ジャックの面接者は《精神病質チェックリスト》を活用することにかけては経験豊かな心理学者だったが、このときの面接は長時間にわたったにもかかわらず、いままでいちばんおもしろかったと言っていた。彼女によれば、ジャックはいままで会ったなかでもっとも芝居がかった受刑者だった。彼は被害者にまったく共感をおぼえていないばかりか、自分の犯罪を明らかに愛し、自分の驚くべき無責任な言動を面接者に印象づけようとしていた。ジャックはしゃべりまくり、話の前後が矛盾しても意に介さないサイコパス独特の感性をもっていた。長時間にわたる彼のおしゃべりの記録は、彼の犯罪の多様性を反映しているだけでなく、明らかに過去の経験から学ぶことができない特性を反映していた。

さらに驚いたのは、ジャックが現実的な計画を立てる能力にまったく欠けていたことだ。彼は長年刑務所の食事をしてきて、外では安っぽいファースト・フードばかり食べてきたために、かなり体型が崩れて太りすぎていたが、今度出所したらプロのスウィマーになるために若い運動選手のようなトレーニングの計画を立てているのだと、自信たっぷりに面接者に語った。これからはまともに生き、賞金で食べていき、若くして引退したあとは賞金で各地を旅行するつもりだと。

ジャックはこの面接を受けたとき、三十八歳だった。彼がスウィマーになったかどうか、私たちは知らない。

良心の呵責《かしゃく》や罪悪感の欠如

サイコパスは、自分の行動が他人にたいへんな迷惑をかけているという認識を驚くほど欠いている。自分には罪悪感などなく、苦痛や破壊を引き起こしたことをすまないという気持ちをもてず、そういう気持ちをもつ理由もなにひとつないと冷静に言う。

ナイフで刺されて金品を強奪され、三カ月も入院することになった被害者に申し訳ないという気持ちはないのかと訊かれたとき、被験者のひとりは言った。「現実的に考えてくれよ！　あいつは数カ月病院で休めるのに、おれは刑務所で腐っていくんだぜ。だいいち、ちょっとナイフで傷つけただけじゃないか。もし殺す気でいたら喉をかっ切ってた。おれはそういうやさしい男なんだ。あいつに休養を与えてやったんだよ」自分が犯した犯罪のどれかを後悔しているかと尋ねられると、今度はこう答えた。「なんにも後悔してねえよ。やったことはやったことだ。そのときにはそれなりの理由があったんだろう。だからやったんだ」

処刑されるまえに、連続殺人犯テッド・バンディは、スティーヴン・ミショーおよびヒュー・エインズワースとの数回にわたるインタヴューで、自分の罪について率直に語っている。「おれが過去になにをしてこようと、遂行の罪もあれば怠慢の罪もあるってやつで、たいした問題じゃない。過去に手を触れようとしたってむだだ！　過去をなんとかしようったってむだだ。過去なんて幻だからな。過去は夢にしかすぎないんだ！」バンディの〝夢〟とは、百人もの若い女性を殺したことだった。彼は過去から歩き去っただけでなく、若い犠牲者たちの未来をも奪ってしまったのだ。「罪悪感？」彼は刑務所で言った。「そんなものは人間をコントロールするためのものにすぎないさ。幻想だ。一種の社会コントロールのメカニズムだな。とっても不健康なものだよ。体にもよくない。おれたちの行動をコントロールするには、罪悪感をむりに押しつけるよりもっといい方法がある」

とはいえ、サイコパスは良心の呵責をたまに口にすることもある。ただし、その言葉と行動はまったく裏腹なものだ。刑務所にいる犯罪者たちは、〝良心の呵責〟という言葉が重要なものであることをたちまちにして学ぶ。自分が犯した殺人に良心の呵責を感じたことがあるかと訊かれて、ある若い受刑者は答えた。「ああ、もちろん良心の呵責は感じるよ」けれども、さらに突っこまれると、「内心では自分のしたことをあまり悪いとは思ってない」と答えた。

私の個人的経験では、〝人生についてしっかり教訓〟を学んだのだから、自分が殺した被害者は得をしたのだ、と言ったある受刑者の論理に唖然《あぜん》としたことがある。「あの男が悪かったんだ」バーの料金を支払うことで口論となって殺した男について、ある受刑者は言っている。「あの夜おれがひどい気分でいたことはだれが見てもわかったはずだ。なのに、あいつはなんでおれを怒らせるようなことをしたんだ？」彼は、さらにつづける。「どっちにしてもやつは苦しまなかったろうよ。ナイフは動脈まで達してたから、あっさりあの世へいけたはずだ」

サイコパスに良心の呵責や罪悪感が欠如していることは、自分の行動を正当化する驚くべき能力や、家族、友人、知人、それにルールに従ってプレーしている他人に、ショックや失望を引き起こした行動の責任を無視する驚くべき能力につながっている。彼らはたいてい自分の行動に手軽な言い訳をし、なかには自分がしたことをまったく否定する者もいる。

受刑者だったジャック・アボットが、『イン・ザ・ベリー・オヴ・ザ・ビースト——レターズ・フロム・プリズン』という本を書き、ノーマン・メイラーがその本の出版に手を貸したとき、アボットはマスコミで派手に取りあげられた。著名な小説家であり政治ともつながりのある有名人との交際があったことで、アボットは有名になっただけでなく、自由まで獲得した。仮釈放になってほどなく、アボットはニューヨークのあるレストランのウェイターに入店を断わられ、彼と激しい口論になった。アボットは躊躇《ちゅうちょ》したが、結局ふたりはレストランの裏に出た。そこでアボットはなにも武器をもっていなかったウェイターにナイフを振りまわし、重傷を負わせた。

〝電波のニュース・マガジン〟と銘打つテレビ番組、《ア・カレント・アフェア》でインタヴューを受けたとき、アボットは良心の呵責を感じないかと尋ねられた。「それは正確な言葉じゃないな……良心の呵責というのは、なにか悪いことをしたときに使う言葉だから……かりに私が彼を刺したとしても、あれは事故だった」

アボットはその犯罪で有罪となり、刑務所に逆戻りした。何年かのち、俳優志望だった被害者が死ぬと、妻は夫が理不尽な死にかたをしたと言って民事裁判で彼を訴えた。そのときアボットは、自分で自分の弁護をした。被害者の妻は、証人席でアボットの誠意のなさについて証言した。「彼は悪かったと言いながら、突然私をなじったりしました」

「あの法廷にいた人たちはみんな私が濡《ぬ》れ衣《ぎぬ》を着せられたことを知っていたよ」と、アボットはテレビのインタヴュアーに語っていた。彼が他人の死というものをどう考えているかは、以下の発言からもうかがえる。「痛みなんかなかったはずだ。傷口がきれいに開いていたからな」それから彼は、被害者本人について語った。「生きていたって、彼は俳優として大成しなかったろう。しかたなくべつの仕事についていたろうよ」一九九〇年六月十六日付《ニューヨーク・タイムズ・ニュース・サーヴィス》によると、アボットは被害者の妻に、おまえの夫は〝まるっきり生きる価値なんかない〟と言ったという。だが結局、彼女は七百万ドル以上の慰謝料を獲得した。

記憶喪失、健忘症、一時的意識喪失、多重人格、一時的心神喪失などは、サイコパスの審問のときなどに絶えず出てくる言葉だ。たとえば、ずいぶん宣伝がいきとどいていたPBSの特別番組のなかで、ロサンジェルスの悪名高い〝ヒルサイドの絞殺魔〟、ケニス・ビアンキは、多重人格を哀れなほどに見え透《す》いて演じていた。

ときにサイコパスは自分を演じていることを認めるけれども、他人への影響は最小限のものだと主張したり、それを否定したりする。《精神病質チェックリスト》でひじょうに高い得点をマークしたある受刑者は、自分の犯罪が被害者にプラスの影響を与えたと言った。「翌日おれは、新聞を買って自分の犯した犯罪の記事を読んでみた。強盗とレイプさ。そこには被害者たちのインタヴューが載っていた。彼女たちの名前が新聞に載っていたよ。だけど、女たちはおれのことをよく言ってた。おれがじつは礼儀正しくて、思いやりがあって、とっても細かいことに気を遣うってな。おれは彼女たちを虐待したんじゃない。なかにはおれに感謝してるやつもいた」

家宅侵入二十回めでつかまったある被験者は言った。「たしかにおれはそれを盗んだよ。だがな、待ってくれ！　あの家族はたっぷり保険に入ってたんだぜ。だれも怪我《けが》しなかったし、だれも苦しまなかった。なのになんでそんなに大騒ぎするんだ？　おれは保険金を受け取るチャンスをわざわざやつらにくれてやったようなもんだ。あいつらはおれが盗んだガラクタなんかよりよっぽど多い金額を請求できるんだぜ。いつだって、連中はそうなんだ」

あろうことか、サイコパスは自分を被害者と見ていることがよくある。

「おれは愚かなスケープゴートにされたんだ……いま思えば、おれは犯人というよりは被害者だ」こう言ったのは、三十三人の青年と少年を拷問の末殺害し、自宅の地下室に埋めた精神病質の連続殺人犯、ジョン・ウェイン・ゲイシーだ。

この殺人について話しているあいだに、ゲイシーは自分を三十四番めの被害者だと言った。「おれは被害者だった。だまされて子供時代を奪われたんだ」彼は、もし「自分をわかってくれる人がいたら、ジョン・ウェイン・ゲイシーであることがどんなにつらいことかわかってくれる人がいたら」と、嘆いていた。

新婚旅行で新妻を激しく殴打《おうだ》し、彼女を裏切り、のちには彼女をなぐり殺した歯科医ケニス・テイラーについての本のなかで、ピーター・マーズは本人がつぎのように言ったと書いている。「私は彼女を深く愛していた。彼女がいなくなってほんとに寂しい。あんなことがおこったなんて、ほんとうに悲劇だ。私は最愛の人と親友を失った……どうしてみんな私のつらさをわかってくれないんだ？」

共感能力の欠如

サイコパスの特徴の多く、とくに彼らの自己中心性、良心の呵責の欠如、浅い感情、ごまかすことのうまさは、根深い共感能力の欠如（他人の考えていることや感じていることをなぞれないこと）と密接な関係がある。彼らには、皮相的な言葉の次元を越えて〝人の身になって考える〟ことができないように思える。他人の感情などまったく関心の外なのだ。

ある点において、彼らはＳＦに描かれる感情のない人造人間《アンドロイド》のようなもので、ほんものの人間が体験することを想像できない。《精神病質チェックリスト》で高得点をマークしたあるレイプ犯は、被害者たちに感情移入することに困難を感じたと言っている。「彼女たちがこわがっている？　でも、おれにはそれが理解できないんだ。おれだってこわかった。でも、不愉快なこわさじゃなかったぜ」

サイコパスは、自分が満足感を味わうために利用するものとしてしか、他者を見ない。そして、弱くて傷つきやすい相手（彼らはそういう人間に哀れみを感じるよりも、からかいの対象として見る）が、彼らのお気に入りの標的だ。「ただたんに弱い生き物などというものは、サイコパスの世界には存在しない」と、心理学者のロバート・リーバーは書いている。「弱い生き物は、同時にカモでもある。すなわち、搾取《さくしゅ》されることを要求している生き物なのだ」

「へえ、そいつはひでえな。えらく運の悪いやつだ」非行少年グループどうしの衝突で刺した男の子が死んだと聞かされたとき、若いある容疑者は吐き捨てるように言った。「でも、そんなくだらない話を聞かされておれがびくつくと思ってるのかよ。あのふざけた野郎は当然の報いを受けただけだ。死んだからなんだっていうんだ。それより」――彼は尋問している刑事たちのほうをさし示して、「おれのほうがここでひどい目に遭《あ》ってる」

肉体的にも心理的にも生きのびるために、ある特定の職業についている正常な人びとは、扱う対象となる人たちの感情や窮状に対して、ある程度の鈍感さを身につける。たとえば、患者に入れこみすぎるような医者はやがて感情的に押しつぶされ、医者としての能力まで減退させてしまう。だが彼らの鈍感さは限られたものであって、特定の対象にだけ発揮される。同様に、兵隊、非行グループのメンバー、テロリストなども、敵を感情などもたない人間以下の物体と見るよう訓練されている——歴史が何度も何度も証明しているように、ひじょうに効果的に。

しかし、サイコパスの場合は、全般的に共感能力が欠如している。彼らは、家族であろうと他人であろうと、その人たちの権利や苦しみに無頓着《むとんじゃく》だ。配偶者や子供たちとの結びつきを維持していても、それは家族を自分の所有物と見なしているからにすぎない。ステレオや自動車と同じなのだ。サイコパスは〝愛する〟人たちの内面の世界よりも、車の内部構造に関心をもっていると言ってもいい。私たちの被験者のある女性は、「あたしすっかり疲れちゃったのよ。その夜もっとセックスするなんて耐えられなかった」から、ボーイフレンドに五歳になる娘を犯していいと言った。この女性は、当局がどうして子供を保護したのか理解できなかった。「あの子はあたしのものよ。彼女の世話をするのはあたしじゃないの」彼女は、しかし、あまり抗議しなかった。子供の監護権についての審理のとき、彼女はむしろ、交通違反の罰金を払わなかったため車を押収されたことに激しく抗議した。

他人の感情を推《お》し量《はか》る能力に欠けているために、サイコパスの何人かは正常な人がひどいと感じるだけでなく、とまどってしまうような行動を平気でとる。たとえば、私たちが感謝祭のディナーで七面鳥を切るときに感じるわくわくした気持ちで、被害者を拷問したり切り刻んだりするのだ。

けれども、映画や本の世界を除いて、そのようなおぞましい犯罪に手を染めるサイコパスはほとんどいない。彼らの冷酷さは、だいたいにおいてドラマティックなかたちをとらないのがふつうだ。それでも、私たちは彼らに眉をひそめることが多い。他人の所有物や、貯金や、尊厳を寄生虫のように吸い出したり、ほしいものを攻撃的に手に入れたり、家族の物理的および情緒的な幸福を平気で無視したり、不特定多数の相手といいかげんな性関係を果てしなくつづけたりする。

ずるく、ごまかしがうまい

嘘つきで、ずるく、ごまかしがうまいのは、サイコパスの生まれもった才能だと言える。

想像力が貧困なのか、それとも自分のことしか考えていないためか、サイコパスは自分の正体が見破られる可能性に驚くほど無頓着か、見破られないと確信をもっているかに見える。嘘を見破られたり、真実味を疑われたりしても、めったにまごついたり気おくれしたりしない。あっさり話題を変えたり、真実をつくりかえて嘘のうわ塗りをする。その結果、発言は矛盾だらけで、聞いているほうはひどく混乱してしまう。彼らの嘘には、心理学者のポール・エクマンが〝だます喜び〟と呼んだもの以上のなんの動機もない。

「私はとっても感じやすい人間なのよ。この子たちを見ていたら愛さずにいられないわ」と、ジェニーン・ジョーンズは言った。彼女はふたりの幼児を殺害して告発され、さらに十人以上を殺した疑いをかけられていた。サン・アントニオの準看護婦だった彼女は、〝死の淵〟から新生児を生還させてヒーローになろうと、集中治療室で新生児に生命を脅《おびや》かす薬物を与えていた。彼女は自信たっぷりで、人に安心感を与え、〝相手がすっかり魅了されてしまう存在感〟があり、さらに医学の知識があったから、乳幼児が大勢死んだり死にかけたりしたのは彼女となにか関係があるのではないかと疑われても、そのまま仕事をつづけることができた。著者のピーター・エルキンドとの会話のなかで、ジョーンズは「『私が』とてもいらいらしていたのでスケープゴートにされた」のだと愚痴をこぼした。「口は災いのもとね」

と、ジョーンズは苦笑いを浮かべながら言った。「でも、こんなトラブルからはこの口で抜け出してみせるわ」すべてのサイコパスと同じように、彼女は自分の目的を果たすために真実をゆがめる驚くべき才能を発揮してみせた。「私たちの会話が終わるころ」と、エルキンドは書いている。「ジョーンズは、彼女を知る大勢の人びとから私が聞いた人生とまったくちがう人生を生きてきたことを話した。その話は、彼女の罪深い行動だけでなく……その他さまつな事柄においても、事実とは激しく食いちがっていた。その人生は彼女が思い描く自分のなかでだけぼんやりと光っていた。彼女の言うことは、他人の回想や膨大な記録による事実だけでなく、四年まえ私に語った事実とも矛盾していた……彼女にとって、現実と虚構のあいだ、善と悪のあいだ、正しいこととまちがっていることのあいだに引かれる線は、あまり重要なことではなかった」

——ピーター・エルキンド『ザ・デス・シフト』

サイコパスは、嘘をつける能力を誇りにしているように見える。嘘をかんたんにつくことができるかと訊かれて、《精神病質チェックリスト》で高得点をマークしたある女性は、声高《こわだか》に笑って答えた。「あたしは嘘つきの名人よ。ほんとに嘘がうまいの。ときどき自分の欠点を認めてみせるからでしょうね。すると相手は、そんなことを認めるくらいだから、彼女の言っているほかのことも真実にちがいないって思うのよ」彼女は、ときどき真実をちりばめて〝話に実際以上の彩《いろど》りを添える〟と言った。「いくつかほんとのことが混じっていると、すべてほんとのことだとみんな思うのよ」

サイコパスは、自分で嘘をついていることに気づいていないのではないかという印象を、よく人に与える。まるで、言葉がひとり歩きして、聞き手が嘘に気づいていても意に介さないというかのように。嘘つきだと思われることにサイコパスがまったく無関心なのは、考えてみればじつに異常なことだ。聞き手は話し手の正気さえ疑っているというのに。けれども多くの場合、聞き手はそれでもすっかりだまされる。

精神衛生施設と裁判所で働いている人たちのために私たちが開いている研究会で、ヴィデオテープに撮られた被験者の面接を見た受講者たちは、そのあまりに確信をもった話しぶりにしばしば啞然《あぜん》とする。ある被験者は、ハンサムで早口の二十四歳の男性で、釈放後の計画を山ほどもち、まだ花開いていない才能を無尽蔵《むじんぞう》にもっているように見えた。彼は、たてつづけに以下のことをやったと自信たっぷりに言った。

●八歳のとき家出した。
●十一歳のとき飛行機に乗りはじめ、十五歳でパイロットの免許を取った。
●双発機で計器飛行をした経験を生かして事業用航空機のパイロットになった。
●四つの大陸で九カ国に住んだ。
●アパートの管理人をした。
●屋根葺き会社を興《おこ》した。
●一年間牧場を経営した。
●半年間森林警備隊で働いた。
●二年間沿岸警備隊で働いた。
●全長八十フィートのチャーター船で船長をやっていた。
●四カ月間深海のダイヴァーをやっていた。

現在殺人で刑期を務めている彼は、四回仮釈放申請を拒否されているが、いまだに多くの計画をもっている。宅地開発業者になり、休暇用コンドミニアムを売買し、パイロットの免許をふたたび取得する、といった計画だ。また、十七年間会っていない両親といっしょに住むことも考えている。受けた心理テストに関して、彼はこう言う。「おれのＩＱはとび抜けていたよ。みごとにすべてのテストをパスしたんだ。おれには計り知れない知性があるという結果が出た」

ＣＢ無線で言うところの〝モーター・マウス〟、つまりのべつ幕なしのおしゃべり屋というあだ名を、私たちは彼につけた。彼の人生哲学は、つぎのようなものだ。「くそを投げつづけていれば、いつかはどこかにへばりつく」そしてその哲学は、功を奏しているように見える。心理学に通じている人たちでさえ、彼の誠実さをすっかり信じこんでいるからだ。たとえば、ある面接者のノートには、つぎのような記述が見られる。〝他人にとてもいい印象をのこす〟、〝誠実で率直〟、〝人とのコミュニケーションがうまい〟、〝知的で頭脳明晰〟。けれども、自分の記録を読み返したあとでその面接者が学んだことは、彼の言ったことがどれひとつ真実ではなかったという事実だった。言うまでもなく、《精神病質チェックリスト》のこの男の得点はひじょうに高かった。

彼らはしばしば自らを詐欺師とか、たかり屋とか平気で言う。彼らの発言を聞いていると、世の中は捕食者と餌食で成り立っていると信じているようであり、他人の弱みにつけこまないのは愚かだと信じているように思える。くわえて、彼らはその弱みを見抜くことにたいへん長《た》けていて、それを自分のために利用することがひじょうにうまい。

「おれは人をたぶらかすのが好きなんだ。いまもあんたをたぶらかしてるよ」と、株の詐欺ではじめて刑務所に入った四十五歳の男性被験者は言った。

彼らのやりかたは入念でよく考えぬかれているかと思えば、きわめて単純であることもある。同時に数人の女性にたかったり、〝にっちもさっちもいかない状況から逃れ出るために〟かねが必要だと家族や友人にすがったりする。どんな計略であろうと、それは冷静に、自信たっぷりに、厚かましい態度でおこなわれる。

「そう、あれは七〇年代のことだった」と、回想するのは、この本のためにインタヴューに応じてくれたある社会活動家だ。「私は前科のある人たちのための矯正施設を運営していた。そして、この連中のカウンセリングをしたり、彼らに職を見つけてやったりしながら、この施設を持続させていくためのかねを工面《くめん》していた。彼らのなかに、私の親友みたいにふるまう男がいた――私も彼をほんとうに気に入っていた。まるで子猫みたいに私になついていた。ところが、やがて突如、施設のものを全部盗んでいった。一度ばかりか二度までも、施設をすっからかんにしていった。タイプライター、家具、食料、オフィス用品、なにもかもだ。最初のときは、すっかり恥じ入ってしょげているように思えた。彼が良心の呵責を感じていると思ったなんて、いま振り返れば信じられないが、そのときはそう思った。それから約ひと月後に、小切手を偽造してわれわれの銀行口座からほとんどの預金を引き出していった。このときは、彼は姿をくらましたよ。

それでこの事業もおしまいになった。私は借り越し債務表を握りしめて銀行に立ちつくしながら、悪態をまくしたてていたよ。あのときのことを思うと、いまだに頭にくる。自分は引っかかりやすいカモなんかじゃなかったはずだからね。私はかなり手ごわい連中のそばにいることに慣れていたし、そうした連中ともうまくやっていくことができると思っていた。あんなに完璧にだまされるとは思ってもみなかった。しかし、結局私はそれから数週間、自分の職さがしに追われたよ」

友人も敵も同じように欺くことは、サイコパスにとってかんたんなことだ。詐欺、横領、他人になりすますこと、インチキな株や値打ちのない土地を売りつけることなど朝飯まえで、大なり小なりあらゆる詐欺行為を働くのだ。私たちの被験者のひとりは、船着き場を散歩しているとき、〝売ります〟の看板が出ている、大きなヨットを見つめている若いカップルに会ったことを話してくれた。彼はそのカップルに近づき、そのヨットの持ち主だと慇懃《いんぎん》に自己紹介し、内部を見るようふたりをヨットに招いた。一時間ほど楽しくなかを見学したあと、カップルはヨットを買いたいと申し出た。そして交渉がまとまると、彼は翌日銀行で彼らと会うことを承諾し、手付け金として千五百ドルをもらいたいと言った。友好的にその場で別れたあと、彼はもらった小切手を現金化し、カップルには二度と会わなかった。

「おかねは木に生《な》るのよ」と、詐欺行為と軽窃盗を何度もくり返してきた女性のサイコパスは言っている。「そんなことはないって人は言うけど、ほんとに木に生るわ。でも、人をだまくらかしておかねを手に入れるなんてあんまりしたくないわね。だってあんまりかんたんなんですもの！」

同じ才能を発揮して、刑務所にいるサイコパスたちはしばしば更生施設を自分の有利になるよう利用し、仮釈放委員会に自分のいいイメージを植えつけようとする。授業や資格講座を聞き、ドラッグやアルコール濫用から脱却するプログラムに参加し、宗教あるいは宗教的グループにくわわり、自己啓発の流行に合わせてそれを取り入れる。自分の〝リハビリ〟のためではなく、あたかもそういうことに真摯《しんし》に取り組んでいるように見せるために。たとえば、とくに人を操ることに長《た》けている者が、キリスト教を利用して〝生まれ変わる《ボーン・アゲン》〟と宣言するのは珍しいことでもなんでもない。心を入れ替えるという決意を仮釈放委員会に見せつけるためだけでなく、善意にあふれた敬虔《けいけん》な信者たちの応援を取り付けるために……物質的な見返りを求めていることは、言うまでもない。また、いまは〝虐待された者は虐待をくり返す〟という説が広く認められるようになったので、多くのサイコパスたちが、自分たちの欠点や問題が、子供のころ受けた虐待に起因していると熱心に主張するようになった。彼らの主張は証明がむずかしいけれども、彼らの言うことを額面どおり受け取ろうとする善意の人たちには事欠かない。

ちょっと考えてみてほしい。人になにかしてもらいたいことがあるとき、あなたならどうするだろうか？　この質問に、ひとつ条件をつけてみる。人になにかしてもらいたいのだが、どう見ても相手がそんなことをするような人には見えず、そんなことをするのはまちがっているとか、危険だとか、とんでもないことだとか教わって育ってきた人のように見える場合、という条件だ。具体的に言えば、帰宅途中の若くてきれいな女性を、いままで会ったこともない自分の車に乗せたいと思ったようなときだ。

テッド・バンディは、おそらくもっとも世間の注目を集めた有名なアメリカの連続殺人犯だが、彼はこの質問をあらゆる角度から長々と熟慮したにちがいない。きっと、カレッジで学んだ心理学で研ぎすまされた鋭い観察力を全開したはずだ。他人がかかえる問題や人間の脆《もろ》さに対する知識と、それを実際に扱ってきた経験を総動員して考えたことだろう。彼のこうした知識や経験は、心の緊急電話でカウンセリングをやってきて磨かれていた。女性たちを車に誘いこみ、殺害現場まで連れていくようになったとき、それまで人助けをしてきたテッド・バンディの心にどんな変化が起こったのか、私たちには知るよしもない。しかし右記の質問は、目的を遂行するために、彼が実際に何度も何度も自問自答していたことなのだ。

テッド・バンディは松葉杖を購入したり、さらには片脚にギプスをはめることまでした。こうして〝障害者〟を装った彼は、急いでいるため歩道橋を避けて通りを横切ってきたものの、脚を折った男に手を貸すことはいとわない思いやりのありそうな若い女性に声をかけ、手を貸してほしいと頼んだりした。こうしたやりかたに、バンディはヴァリエーションをつけたりもした。ときどき片腕を三角巾《さんかくきん》で吊り、人通りの多いところで心やさしい犠牲者を見つけた。またときには、池のある公園で若い女性に目をつけ、片脚がよく動かないふりをして、手こぎボートをもやう手伝いをしてもらい、「すぐそこにとめてあるんだ」といって車に連れこんだ。おそろしいことだが、この手際は天才的だった。たまにはうまくいかなくて拒《こば》まれたこともあったが、アン・ルールの著作『テッド・バンディ――「アメリカの模範青年」の血塗られた闇』に書かれているように、ひんぱんに功を奏していた。

ルールの本は、バンディがハンサムな容姿《ようし》と人当たりのよい魅力を利用し、女性の信頼を勝ち得るのにみごとな手腕を発揮していたことを検証したものだ。じつに驚くべき偶然だが、ルールは、当時まだ身元を割り出されていなかった連続殺人鬼のプロファイルを作成してほしいと警察に頼まれるまえ、数年間バンディと同じ緊急電話で働いていた。死体の数がふえるにつれて、ルールは同僚のバンディに対する疑惑を募《つの》らせていった。けれども、ふたりはなに食わぬ顔で仕事をつづけ、彼女は夜勤のとき、デスクをはさんで目のまえにいるバンディの思いやりのある態度や、性的魅力にあふれた姿を目に焼き付けていた。だが、ルールが警察記録の仕事をやめて犯罪ノンフィクションのベストセラー作家になると、この奇妙な偶然は、彼女にバンディのおそるべき力を世間に公表するチャンスをもたらした。自分は死に値すると思うかと訊いたテレビのインタヴュアーに、「いい質問だ。社会はおれから、おれのような人間から守られてしかるべきだ」と答えたサイコパスについての、奇妙で気味悪い本が、こうしてできあがった。

浅い感情

「おれはどんな人間よりも冷酷無比な男だよ」ついに警察につかまったとき、テッド・バンディは自分をそう表現した。

サイコパスは、ときに冷たくて無感情のように見えるいっぽう、芝居がかっていて、浅薄で、感情はほんのたまにしか表わさないようにも見える。注意深い観察者は、彼らが演技をしていて、実際にはほとんどなにも感じていないような印象を受けるにちがいない。

ときに彼らは強い情動を感じると訴えるが、その情動を細かく表現することができない。たとえば彼らにとって愛は性的な興奮と、悲しみは欲求不満と、怒りは苛立《いらだ》ちと同じものだ。「感情というものがあることは信じている。それすなわち、憎悪、怒り、情欲、貪欲《どんよく》さ」こう言ったのは、〝ナイト・ストーカー〟という異名をとった、リチャード・ラミレスだった。

自分の子供三人を銃で撃ったE・ダイアン・ダウンズの左記のような発言を聞くと、人はその不穏当《ふおんとう》さにとまどい、その発言の底にいったいどんな感情が流れているのだろうかと疑ってしまう。有罪判決が降りてから何年かしても、ダウンズは子供たちが、そして自分がほんとうは〝もじゃもじゃ頭の犯人〟に撃たれたのだと主張していた。自分が生きのこったこと（腕に怪我をしていたが、陪審員は彼女が自分でつけたものと結論した）について、ダウンズはつぎのように言った。

みんな、「あなたはラッキーよ！」って言うけど、あたしはそんなにラッキーだとは思ってないわ。二カ月近くも靴のひもが結べなかったんだもの！　とっても痛かったし、いまでも痛くて、腕には鉄の板が入ってるのよ——あと一年半ぐらいは入れておかなきゃならないの。あの夜のことは、忘れたくても一生思い出すでしょうね。あたしはラッキーじゃなかったと思う。ラッキーだったのは、子供たちのほうよ。もしあたしがあの子たちみたいに撃たれてたら、全員が死んでたでしょうから。

心理学者のJ・H・ジョンズとH・C・クウェイは、正常な情動や感情の深さの欠如に言及するなかで、サイコパスは「言葉は知っているがその響きを知らない」と言った。たとえば、憎悪や暴力や自分の行動の合理性について書いたまとまりのない本のなかで、ジャック・アボットはつぎのような意味深い発言をしている。「たんに言葉としての感情や、本で読んだ感情や、自分の貧しい想像力をとおしての感情は知っている。そういう感情をもつことは、想像できる。つまりそれがどんなものかは知っているが、実際には感じていない。私は三十七歳だが、ませた子供みたいなものだ。私には少年のような熱情しかない」

多くの臨床家に言わせると、サイコパスの感情は原始的情動、すなわち直截《ちょくせつ》的な欲求に即反応する情動とほとんど変わらないほど浅い。たとえば、私たちの被験者のひとりで、高利貸しの〝取り立て屋〟をしていた二十八歳の男性は、自分の仕事についてつぎのように言っている。「かねを払わないやつを脅《おど》すとき、おれはまず怒り狂うことにしてる」その怒りは侮辱されたり利用されたりしたときのものとはちがうのかと訊かれて、彼は答えた。「いや、まったく同じだよ。はじめっから体にプログラムされてて、もうできあがってるんだ。いますぐにだってその怒りに火をつけることはできる。スウィッチを入れたり切ったりするのがかんたんにできるんだ」

私たちが研究で扱ったべつのサイコパスは、ほかの人たちが〝恐怖〟という言葉をどんな意味で使っているのかわからないと言った。けれども、「銀行を襲うとき」と、彼はつけ加えた。「出納係《すいとう》が震えているのや、舌がもつれて口がきけないのに気づく。ある女はかねの上にゲーゲー吐きやがった。そりゃかなり動揺してたんだろうが、おれにはどうしてだかわからない。もしだれかに銃口を向けられたら、おれだってこわいだろうが、吐きゃしないよ」そんな状況に立ちいたったらどんなふうに感じるか語ってほしいと頼まれたとき、彼の答えには肉体的感覚に関する言及がまったく含まれていなかった。たとえば、彼は以下のように言った。「かねをわたすよ」、「なんとか相手を出し抜くことを考えるさ」、「その場からなんとか逃げようとする」なにを考えるかとか、なにをするかではなく、どんな気分になるかと尋ねられると、彼は当惑したような顔をした。心臓がどきどきするとか、胃が引っかきまわされるような体験をしたことはないかと訊かれて、彼は答えた。「もちろんあるさ！　おれはロボットじゃないんだぜ。セックスしてるときとか、けんかをしてるときなんかは、すごく興奮するぜ」

生体臨床医学の記録機を使って研究室で実験をしてみると、サイコパスは恐怖に対する正常な生理的反応に欠けていることがわかる。そしてこの実験から、ひとつだいじなことがわかる。苦痛や罰を伴うのではないかという恐怖は、ほとんどの人にとって不愉快な情動であり、強い動機になっているということだ。恐怖があるから、私たちはなにかの行動を起こすことを控《ひか》える――「それをやったら後悔するぞ」と。だが同時に、恐怖は行動を促《うなが》すこともある――「それをやらなければ後悔するぞ」行動を控えるにしろ起こすにしろ、結果に対する感情的な自覚がその決定を左右する。だが、そのような葛藤が、サイコパスにはない。彼らはたんに浮かれ気分でなにかをやり、あとでどうなるかはたぶんわかっているのだろうが、ほとんど気にもとめない。

「りっぱな社会的地位を築きながら、被告はもっとも危険なサイコパスのひとりであった」と、最高裁判所の判事は被告に判決を言いわたしたあとに言った。この被告はサンノゼの三十七歳の弁護士ノーマン・ラッセル・ションボーグで、依頼人のかねを横領したあげく、彼女を残忍に殺害した男だった。ラッセルの三番めの妻テリーは、当初夫にアリバイを提供していたが、のちに彼とはじめてあったときのことをつぎのように語った。「彼はナイス・ガイに見えたし、口のききかたも穏やかで、とってもチャーミングでした」しかし、彼女はまたこうも言っている。「はじめから、ラッセルは自分には感情というものがないと言っていました。ほかの人のように感じることができない、いつ泣いたらいいのか、いつ喜びを感じたらいいのかよくわからないって」テリーはさらに、彼が〝どんな気持ちを表現するにも教科書どおりに〟やっていたと言い、「日常生活でどんなときにどんな感情を表わしたらいいのか学ぶために、心理学の本を買ってきて勉強していました」

結婚生活が崩壊しはじめると、ラッセルは妻が精神的におかしくなりかかっていることを本人に思いこませようとした。「私が消耗しきって「カウンセリングを受けに」いくと、ラッセルはそばで静かに、上品に、いかにも理性的な夫のようにすわって、セラピストに向かって言うのです。〝私がどんなことに耐えているのか、おわかりでしょう？〟私は思わず声を荒げて叫んでしまいました。〝耐えているのは私のほうよ。おかしいのは彼のほうよ！〟って。でも、カウンセラーはラッセルを信じて、私がなにもかも夫のせいにするのなら、これ以上結婚生活の進展は望めないだろうと言ったのです」

のちにラッセルは、妻との問題をどう処理したらいいか数とおりのシナリオを描き、それを一枚の紙に書きつけた。〝なにもしない〟、〝親権調停裁判所に訴える〟、〝妻を殺さずに娘たちを連れ去る〟、〝四人いっぺんに殺す〟、〝娘たちとジャスティンを殺す〟。彼の保護観察官は、このリストが〝どの車両保険に入れば有利か考えている人のように、自分の子供を殺すことにまったくためらいを感じていない男の気持ち〟をよく表わしていて、〝魂のない男の洗濯物リストのようだ〟と評した。

被害者フィリス・ワイルドの殺害に関して、ラッセルの妻は言っている。「私は、数時間まえに［彼女を］撲殺《ぼくさつ》したばかりの彼に会いました。彼の言動には、そんな雰囲気はまるで感じられませんでした……おそれおののいているふうもなかったし、良心の呵責に苦しんでいるようすもなかったし、まったくなにもありませんでした」

判事に対して妻はつぎのように訴えた。「彼のなかにひそむけだもののような内面を見てください。外の世界で培《つちか》った人当たりのいい仮面を見ないでください」彼女は、ラッセルがのちにかならずや自分を見つけだすだろうという恐怖を訴えた。「私にはどうなるかわかっています。彼は刑務所で模範囚となって、ほかの囚人や刑務所の職員たちにも好かれるんです。そして結局、彼は警備のもっともゆるい刑務所に移されて脱走するんです」

――一九九二年一月二十六日付イメージ誌

私たち大多数の人間にとって、恐怖とか不安は、不快なさまざまな肉体的感覚を伴うものだ。手にびっしょり汗をかいたり、心臓がどきどきしたり、口がからからに渇いたり、筋肉がこわばるか萎《な》えるかしたり、震えがきたり、胃のなかを蝶が飛んでいるような気分を味わったりする。実際、私たちはしばしば恐怖を肉体的感覚と結びつけて表現したりする。「あんまりこわくて喉から心臓がとび出しそうだったよ」、「しゃべろうとしたんだが、口がからからに渇いてしまった」など。

このような肉体的感覚は、サイコパスの場合、恐怖と結びつかない。彼らにとって、恐怖は（ほかのほとんどの感情と同じように）取りたてて言うほどのものでもなく、ほとんど知識として知っているだけで、私たちの大多数が本能的に不快に感じ、できれば避けたいとか減退させたいと思っている生理的苦痛を伴わない。

第４章　自分だけの法律《ルール》

サイコパスの人格の総合的パターンは、ごくふつうの犯罪者のそれとは異なっている。サイコパスの攻撃性はさらに強烈で、その衝動性はさらに著《いちじる》しく、感情的な反応はさらに浅薄《せんぱく》だ。しかも、その罪悪感のなさは決定的とも言える顕著な特性である。通常の犯罪者は、ゆがんではいるが内向した価値観をもっている。もしもその基準を犯せば、彼は罪悪感を感じるのである。

——ウィリアム＆ジョーン・マコード
『ザ・サイコパス——アン・エッセイ・オン・ザ・クリミナル・マインド』

第三章では、自分および他者に対するサイコパスの考えかたと感じかたについて述べた。つまり、私の《精神病質チェックリスト》にある感情／対人関係の症状についてだ。しかし、それはこの症候群のたんなる一側面にすぎない。《精神病質チェックリスト》にあるほかの症状で、この章で語られるもうひとつの側面は、社会の規範や期待を情け容赦なくあっさり破ったり裏切ったりしてしまう人間たちの、慢性的に不安定で、無目的なライフスタイルだ。このふたつの側面――片方は感情と対人関係を検証し、もう片方は社会的異常性を検証する――を合わせてはじめて、精神病質人格の姿がくっきりと浮かびあがってくる。

衝動的

サイコパスは行動を起こすことの是非《ぜひ》を考えたり、その結果に思いをめぐらしたりすることにあまり時間を割《さ》かない。「やりたい気分だったからやった」というのが、彼らに共通した答えなのだ。

ユタ州の殺人犯ゲアリー・ギルモアは、弁護士をとおして自分の死刑を嘆願し、全国の注目を集めた男だった。そして、ついにその希望を果たした。一九七七年、彼は合衆国で十年ぶりに処刑された受刑者となった。「あの夜つかまっていなかったら、三件め、あるいは四件めの殺人はおこなわれたと思いますか？」という質問に対して、ギルモアはこう答えている。「警察につかまるか、あるいは射殺されるかするまで……いや、おれはなにも考えていなかったし、なんの計画も立てていなかった。気の向くままにやっていただけだ。あのふたりは気の毒だった……おれが言いたいのは、殺人は怒りのはけ口になるってことだ。怒りは理由なんかじゃない。殺人に理由なんていらなかった。理由をつけて殺人を理解しようとするのはやめてくれ」

サイコパスの衝動的な行為は、癇癪《かんしゃく》を起こした結果というより、目的を追求した結果であることが多い。その目的とは、安易に満足感や快楽や安堵を手に入れることだ。「サイコパスは、自分の欲求しか頭にない幼児のようなもので、与えられることを激しく要求する」と、心理学者のウィリアムおよびジョーン・マコード夫妻は書いている。たいていの子供は、それでも幼いころから楽しみをあとにのばすことをおぼえはじめるし、社会環境のなかで制約と折り合いをつけることを学びはじめる。たとえ二歳の子供であっても、親はなにかの約束をして、その子の欲望達成をあとに引きのばすことができる。すくなくとも一時的には。しかし、サイコパスはこのような訓練をまるで積んでいないように思える——彼らは自分の欲望を修正しないし、他人の必要を無視する。

したがって、家族、従業員、職場の同僚などは、いったいなにがおこったのだろうかといぶかりながら立ちつくすことになる——仕事は放り出され、人間関係はこわれ、計画は変更され、家は荒らされ、みんなが傷つく。たいていの場合は、一時の気まぐれでやったのだとはとても思えない。私の研究対象だったサイコパスの夫が言っている。「彼女は立ちあがるとテーブルをはなれた。それっきり二カ月間、私は彼女を見なかった」

私たちの被験者のひとりで、《精神病質チェックリスト》で高得点をマークした男は、パーティに出かける途中、缶ビールのパックを買っていこうとしたが、六、七ブロックはなれた自宅に財布をおいてきたことに気がついた。歩いて家に戻りたくなかった彼は、落ちていた角材を拾いあげると、いちばん近くにあった給油所を襲い、そこの店員に重傷を負わせた。

サイコパスはその日暮らしをして、しょっちゅう計画を変える傾向がある。将来をまじめに考えることもほとんどせず、ましてそれを心配しもしない。また、概《がい》して自分がいままで人生でほとんどなにもしてこなかったことを悔やむこともない。「おれは放浪者でな。流浪《るろう》の民《たみ》ってやつだよ。一箇所に縛りつけられているのが好きじゃないんだ」というのは、彼らが典型的に好む言葉だ。

私たちが面接したある男性は、なぜ〝刹那《せつな》的な生きかたをする〟のか説明するのに、たとえ話を用いた。「車の運転はくれぐれも慎重にしろ、とおれたちはよく言われるじゃないか。緊急時に備えて脱出ルートを考えておけとか、前方を走っている車にはよく気をつけろとかもな。だがな、ほんとに危ないのはすぐ目のまえを走ってる車だぜ。先ばかり見て走ってたら、その車に追突しちまう。いつもあすのことばかり考えてたんじゃ、きょうが生きられなくなるのさ」

行動をコントロールすることが苦手

衝動的であることのほかに、サイコパスは侮辱的な言葉や無礼な態度に過剰に反応する。いっぽう私たちの大部分は、自分の行動を抑制する力をもっている。たとえけんか腰の態度に出たくなっても、ふつうはなんとかそれに〝ふたをする〟ことができる。ところが、サイコパスにはこうした抑制心が乏《とぼ》しく、ほんのちょっとした刺激にも抑制がきかない。その結果、短気で、癇癪《かんしゃく》もちで、欲求不満や失敗や責めや批判に対し、突如、暴力や脅しや悪口雑言《あっこうぞうごん》で反応する。彼らはいともかんたんに腹を立て、ささいなことで怒り、攻撃的になる。ときには、ほかの人には理由もわからぬまま、そのような態度を取るのだ。けれども、彼らの爆発はどんなに激しいものでも、たいていすぐに収まってしまい、たちまちまるでなにごともなかったようにふるまう。

受刑者カールは、刑務所の公衆電話から妻に電話をかけたが、子供たちの面倒を見てくれる人を見つけられなかったため彼女がその週末面会にこられず、したがってもってくるよう頼んでおいたたばこも食べ物も届かないとわかると、叫んだ。「このあばずれ。おまえを殺してやる、売女《ばいた》め」彼は、握り拳がすりむけて血が出るほど強く壁にパンチをたたきこみ、その音を聞かせて自分が本気であることを妻に伝えた。だが、電話を切るとすぐ、仲間の受刑者たちとジョークを言いあって笑い声をあげはじめ、電話でのやりとりを聞いていた看守が、暴言と威嚇《いかく》的行動を理由に罰を与えると、心底怪訝《けげん》な顔をした。

夕食の列にならんでいたとき、たまたまほかの受刑者とぶつかってしまったある受刑者は、相手が意識を失うほどひどくなぐりつけた。そして、そのあとなにごともなかったように列へ戻った。彼は規律を破った罰として独房に入れられたが、なぜそんなことをしたのか説明を求められて、「頭にきたんだ。やつはおれの空間に足を踏み入れた。おれはしなきゃならないことをしたまでさ」とだけ答えた。

〝責任のすり替え〟の古典的な例をあげると、私たちの被験者のひとりは、ある地方のクラブの巨漢の用心棒と口論になり、すっかり頭にきて野次馬のひとりにやつあたりした。パンチでなぐりつけられたその被害者は仰向けに倒れ、テーブルの角《かど》に頭をぶつけ、二日後に死んでしまった。「かっときて、あの男がおれをあざ笑っているように思えたんだ」彼は自分を怒らせた被害者が悪いのだと言い、被害者の命を救えなかった病院の怠慢を責めていた。

サイコパスは〝すぐにかっとする〟ことが多く、容易に攻撃的な態度に出るが、自制心を失って行動に出るわけではない。それどころか、サイコパスが〝かんかんに怒った〟ときは、癇癪を起こしたように見えても、自分がなにをしているのかちゃんとわかっている。彼らの攻撃的な態度は〝冷たく〟、まともな人が冷静さを失ったとき経験する激しい興奮状態に陥ることがない。たとえば、怒ったとき理性を失うかと訊かれて、《精神病質チェックリスト》で高得点をマークしたある受刑者は、こう答えた。「いや。おれはちゃんと自分を抑えてるよ。相手をどれくらい痛めつけてやろうかと考えてる」

サイコパスは、ときとして日常的に深刻な肉体的および感情的ダメージを他人に与えているにもかかわらず、自分が気分をコントロールできないことを認めようとしない。だが、それは珍しいことでもなんでもない。たいていの場合、彼らは挑発に対する自然な反応として攻撃的態度に出ただけだと思っている。

興奮がないとやっていけない

サイコパスは、継続的で過度な興奮を求めている。彼らは、つねに刺激的な活動がおこなわれている〝追い越し車線〟や〝崖っぷち〟にいたいと思っている。そして、多くの場合、その活動にはルールを破ることが含まれている。

重大な法律違反を犯したことは一度もないが、職業柄《がら》いつも自制心を要求されて窮屈《きゅうくつ》な思いをしていたため、はめをはずすパーティへ定期的に出かけていた精神病質の精神科医のことを、ハーヴェイ・クレックレーは『ザ・マスク・オヴ・サニティ』のなかで書いている。その精神科医は週末ごとに爆発し、たまたまいっしょにいた女性を侮辱したり、なじったり、肉体的な脅威を与えたりして、医者としてのイメージをくずしていった。

サイコパスのなかには、新しいものや刺激的なものを求めていろいろな種類のドラッグを用いる者がいる。また、しょっちゅう住居や仕事などを変えて、新たな興奮を求める。私たちが面接したある青年は、アドレナリンを継続的に噴出させるためにある方法を用いていた。週末になると、彼は友だちを誘い、川にかかっている橋を貨物列車が通過するとき〝度胸だめし〟をやっていた。近づいてくる列車に向かって、橋の上に立つのだ。そして、最初に橋から飛び降りた者がほかの者にビールをおごるという遊びだった。ひじょうに口がうまく、マシンガンのように早口でしゃべる彼は、一度たりともほかの者にビールをおごったことはなかった。

多くのサイコパスは、興奮やスリルを求めて〝犯罪をおこなって〟いる。退屈だというだけの理由でクレージーなことや危険なことをやったことがあるかと尋ねられて、ある女性の被験者は答えた。「ええ、何度もね。でも、いちばん興奮したのは、ドラッグをもったまま空港を歩きまわったときよ。あれは最高だった！　すごくハイな気分になったわ！」

ある男性のサイコパスは、ドラッグ・ディーラーの用心棒の仕事を「アドレナリンがどっと噴出してくるから楽しんでいた。仕事をしていないときは、バーへいってだれかの鼻先にたばこの煙を吹きかけてやるんだ。当然相手は怒って、店の外へ出るとけんかになった。だが、しまいには相手もおれを気に入って、いっしょに店に戻るとまた酒を飲んだものさ」

テレビで放映されたドキュメンタリー《ダイアボリカル・マインズ（魔性の心）》には、G・ダニエル・ウォーカーについての興味深いシーンがあった。ウォーカーは、詐欺、強盗、レイプ、殺人など数多い犯罪歴があり、くわえて、目につく人だれに対しても訴訟を起こす趣味があった。もとFBI捜査官のロバート・レスラー（『FBI心理分析官』の著者）にインタヴューを受けて、ウォーカーはつぎのようにコメントした。「大きな刑務所から脱走するときの興奮ったらないね。それに、うしろから赤いライトが追いかけてきてサイレンが鳴っているときもだ。あれはなんとも言えない興奮だよ……セックスなんかよりもずっといい。ほんとにエキサイティングだ」

安直《あんちょく》に興奮を求めるのは、きまりきった日常や単調さに耐える能力に欠けているからだ。サイコパスは、いとも容易に退屈する。冗漫でくり返しが多い作業や、長時間集中力を要求する職業ないし活動に従事している者はまずいない。サイコパスは航空管制官のような仕事についたらかなりうまくやるのではないかと私は思うが、ただしそれも、ひじょうに忙しくててきぱき仕事をしなければならないあいだだけだろう。ペースが緩《かん》慢《まん》になってくると、仕事に出てきたことさえ後悔して、怠《なま》けたり眠ってしまうにちがいない。

責任感の欠如

義務とか責任とかは、サイコパスになんの意味ももっていない。「もう二度とあんたをだましたりしないよ」――このような彼らの誠意などは、風に書いた約束と同じだ。

たとえば、つぎつぎに信用を失墜《しっつい》していったある男は、軽々しく借金をし、肩をすくめただけでローンを踏み倒し、子供を養育するという約束も空《から》手形に終わらせた。はじめ、彼はこう言っていた。「娘は私のすべてなんだ……自分が子供のころに一度ももてなかったものをもたせてやるために、私はなんだってやるつもりだ」ところがこのサイコパスは、法廷命令で子供の監護権を勝ち取ろうとしたにもかかわらず、公判の初日から姿を現わさなかったから、彼の言葉を最初から疑っていたソーシャル・ワーカーの元妻の不安はみごとに的中してしまった。

サイコパスの無責任さや信頼のおけなさは、彼らの生活のいろいろなところまで浸透している。仕事をしても失敗ばかりだし、しょっちゅう仕事を休むし、会社のかねを勝手に使うし、会社の方針に反することをし、なにをやらせても信用がおけない。彼らは他人や組織や原則というものを意に介《かい》さず、きちんときめられた、あるいは当然了解されているはずの責任に敬意を払わない。

E・ダイアン・ダウンズに関する本のなかで、アン・ルールはサイコパスに典型的な無責任極まる親の行動を書きしるしている。ダウンズは、ベビーシッターを頼めないとき、よく子供たちをほったらかしにしておいた。十五カ月から六歳までの子供たちは、隣人たちの話によると、空腹をかかえ、情緒的に飢えていて、ほとんどいつも顧《かえり》みられていなかった（冬に靴もはかず、コートも着ないで外で遊んでいたところを目撃されていた）。ダウンズは子供たちを愛していたと供述したが、身体的および情緒的幸福に対する彼女の冷たい無関心さは、本人の主張とはかけはなれていた。

子供の幸福に無関心であることは、私たちの調べではサイコパスに共通した特徴だ。サイコパスは、子供を世話のやける厄介者と見ている。E・ダイアン・ダウンズのように、子供の面倒はちゃんとみていると主張する者もいるが、彼らの行動はその言葉と裏腹だ。典型的なのは、子供を長いあいだ放っておくとか、信頼のおけないベビーシッターに預けてしまう例だ。被験者のなかに、生後一ヵ月の赤ん坊を大酒飲みの友人に預けた女性と夫がいた。その友人はやがて酔っぱらってしまい、意識を失った。目をさましたとき、彼は自分がベビーシッターをしていたことを忘れて、そのまま帰ってしまった。両親が八時間後に帰宅すると、赤ん坊は当局に保護されていた。母親は監護権が犯されたことに腹を立て、愛するだいじな赤ん坊を奪っていった当局を告発した。赤ん坊がひどい栄養失調にかかっていたことを告げられたあとも、彼女はその態度を崩さなかった。

西部のある医師が、HIVウイルスの陽性反応が出た患者、つまりエイズ感染者の研究のために、《精神病質チェックリスト》の使いかたについて尋ねてきたことがあった。HIVウイルスをもった患者のなかに、そうとは知らない健康なパートナーと、予防措置を取らずにセックスをつづけている人たちがいたのだ。そのような人びとの多くは、自分の無責任な行動でどれほどおそろしいことがおこりうるか、ほとんど気にかけないサイコパスなのではないか、という経験から導き出された推測をこの医師は立証したがっていた。

サイコパスはまた、口先でトラブルを回避することに長《た》けている。「しっかり教訓を学んだよ」とか、「もう二度とこんなことはおこさないから信用してくれ」とか、「今度のことはたんに大きな誤解からおきたことだ」とか、「おれを信頼してくれ」などと言う。そうやって誠意があることや信頼のおけることを示し、司法制度でさえ欺《あざむ》くことに、ほとんどの場合、成功する。そして、保護観察や、執行猶予や、刑務所からの早期釈放を勝ち取るのだが、裁判所からつけられた条件などはあっさりと無視するのがふつうだ。

サイコパスどうしは、通常うまくやっていけないことが多い。自己中心的で、利己的で、要求ばかり強く、冷淡な人間は、自分と同じような者がいることをいちばん嫌う。スターはふたりもいらないのだ。しかし、ときにはおぞましい共通の目的をもって、一時的にパートナーを組むこともある。一般に、片方は〝しゃべり手〟で、魅力や欺瞞《ぎまん》や操作という手段を用い、もう片方は〝実行者〟として脅しや実力行使に出るのだ。彼らの利害が互いに補足しあうものであるかぎり、ふたりはおそるべきペアになる。

私のファイルのなかには、その好例がいくつか収録されている。あるケースは、パーティで知りあったふたりの若いサイコパスの例だ。片方（しゃべり手）は街のドラッグ

・ディーラーをまるめこんでコカインを信用買いしようとしていたが、相手はなかなか話に乗ってこなかった。その話を聞いたもう片方（実行者）は、本人によれば、「やつのキンタマをつかみあげて、おれと友だちに無料のサンプルをよこすことを承知させた」こうして一年にわたり、ふたりはコンビを組んでドラッグの小売り商売に精を出した。しゃべり手のほうは客に声をかけて商売をやり、実行者のほうはかね払いの悪い客の脚を折ったりしていた。しかし、やがてしゃべり手が逮捕されると、彼は即座に検事と取り引きをして、パートナーを刑務所に送りこんだ。

またべつのケースでは、口だけは達者だがいまだに自立していない若いサイコパスの女性が、自分の贅沢な暮らしぶりを支えるかねを、経済力のある両親からもらえないと、絶えず友人たちに愚痴をこぼしていた。彼女はやがて、攻撃的で敵愾《てきがい》心旺盛《おうせい》な中年の男のサイコパスと出会った。その男は言った。「それじゃどうにかしようじゃないか」そしてふたりは計画を練り、男がその女の両親の家に押し入ってふたりを殺すことになった。いっぽう女は、そのあいだ友だちと街を出ていることになっていた。ところが、女が自分はもうすぐ金持ちになるのだと友だちに吹聴《ふいちょう》したために、その計画は失敗に終わった。計画は警察に通報され、警察は女の電話を盗聴して、ふたりを殺人未遂で起訴する証拠を充分にそろえた。ふたりはどちらも有罪答弁取引をし、おたがいに罪をなすりつけあう証言をした。

ときに、サイコパスと精神病すれすれの者が、奇異ではあるがおそろしいコンビを組むこともある。前者が後者を殺人の道具として利用するのだ。有名な例は、リチャード・ヒコックとペリー・スミスの物語をものしたトルーマン・カポーティの本のなかに描かれている。このふたりは、一九五九年にクラター家の四人を殺害した罪で処刑された。ヒコックは、おしゃべりのうまいサイコパスの特徴をすべて兼ね備えていた男で、いっぽうスミスは〝ほぼ……妄想分裂病〟という診断を受けていた。カポーティによると、ヒコックはスミスを生まれついての殺人者と見ていて、「そのような才能は自分の監視下にあればじつに有効に利用できる」と考えていた。例によって、ヒコックは殺人の罪をパートナーに押しつけようとした。「やったのはペリーだ。おれはやつをとめられなかった。人殺しは全部彼がやった」

幼いころの問題行動

ほとんどのサイコパスは、幼いころにゆゆしい問題行動を見せはじめる。この問題行動には、執拗に嘘をつく、人をだます、ものを盗む、火遊びをする、学校をさぼる、教室を混乱させる、破壊行為をする、暴力を振るう、他の子供をいじめる、家出をする、性的に早熟、などの特徴が見られる。いずれにしろ子供たちはこのような行動をすこしは見せるものだし、とくに粗暴な界隈《かいわい》で育ったり、崩壊した家庭や虐待が横行していた家庭で育ったりした子供にはそれが顕著《けんちょ》だが、サイコパスの場合は、そのような行動が同様の環境で育った兄弟や友人たちとくらべて長くつづき、しかも深刻であることを指摘しておく。いっぽう、比較的環境のよい家庭で育った精神病質の子供は、十歳から十二歳までにものを盗んだり、ドラッグをやったり、学校をずる休みしたり、性体験をもったりしはじめる。

幼いころ動物に残忍性を発揮するのも、ふつう情緒的および行動的問題の深刻な兆候だと考えられている。たとえばミルウォーキーの連続殺人犯ジェフリー・ダーマーは、気味悪いことに没頭して級友や近所の人たちを驚かせていた。犬の生首を棒に刺したり、カエルや猫を木の幹に串刺しにしたり、動物の頭蓋骨を収集したりしていた。

成人したサイコパスは、子供のころ動物を残酷にいじめて遊んだことを、まるでごくふつうの、むしろ楽しかった思い出として語る。《精神病質チェックリスト》で高得点をマークしたあるサイコパスは、十歳か十一歳のころ空気銃で〝むかつく野良犬〟を撃ったときのことを訊かれて、こう語った。「やつのけつを撃ってやったんだ。するときゃんきゃん鳴いてあたりを這いずりまわっていたが、そのうちに死んじまった」

詐欺で刑期を務めていたもうひとりの被験者は、子供のころ猫の首にロープをかけ、ロープの端を柱のてっぺんに結び、猫を球がわりにしてテニス・ラケットで打っていたと語った。姉が子犬をたくさん育てていたので、姉があまりかわいがっていない子犬を何匹か殺した、とも語った。「やつらを手すりに縛りつけて、野球の練習のために頭をバットでなぐったよ」と、彼はちょっと笑いを浮かべながら言っていた。

正常な人でも、怒ったときはなにかを痛めつけてやりたいという衝動に駆られるものだが、ほかの子供たち（兄弟も含む）に対して残酷なことをする若いサイコパスは、その衝動を抑制する共感能力を欠いている場合が多い。「まだ赤ん坊だった妹にあの子がショッキングなことをしたとき、私たちはなにかの前兆のようなものを感じましたが、そのときはまさかと思ってしまったのです」と、ある母親が私に語ったことがある。「でも、彼がベビーベッドのなかにいた妹の首をほんとうに絞めて、はさみで彼女の皮膚を切ったときには、自分たちの直感を信じていればよかったとつくづく思いました」

成人したサイコパスが幼いころに全員残酷性を発揮するわけではないが、事実上、全員が多岐にわたってなんらかの問題点をかかえこんでいたことは事実だ。嘘をつくとか、ものを盗むとか、破壊行為をするとか、不特定の異性と性的関係をもつとかの問題点を。

しかし、マスコミの報道を見てみると、興味深いことに常軌を逸した犯罪を犯した者の隣人や知人たちは、しばしばひどく驚いた反応を見せている。「彼にあんなことができるなんて、とても信じられません。あんなことをするようなようすはかけらも見えませんでした」この種《しゅ》の反応がおこるのは、サイコパスが他人の印象を操作することに長けているからだけでなく、隣人たちが彼の幼いころの言動を知らなかったからにすぎない。

成人してからの反社会的行動

サイコパスは、社会のルールとか期待をわずらわしく不合理なものと考え、自分の好みや願望を行動で表現する障害となっていると考えている。子供だろうとおとなだろうと、彼らは自分のルールをつくってしまう。人に感情移入する能力に欠け、世の中を自由にできると考えている衝動的でずるい子供たちは、成長しても同じようなおとなになる。驚くべきことに、サイコパスは死ぬまでずっと自己中心的で、反社会的行動をとるのだ。この継続性は多くの研究者が認めるところで、幼いころの反社会的行動の現われは、成人してからの問題行動や犯罪性を予見するよい資料となる。

サイコパスの反社会的行動の多くは、必然的に有罪判決につながる。しかし、刑務所のなかでも、サイコパスの反社会的かつ違法な行為は、ほかの犯罪者の行為よりもはるかにヴァラエティに富み、頻繁におこなわれるので、彼らの存在はとても目立つ。サイコパスは犯罪に対してとくに好み、つまり〝得意な〟ものをもつという傾向がないので、どんなことでもやる。どんな犯罪でもこなすこうした傾向は、この章のはじめのほうで紹介したテレビ番組のなかでも描写されていた。以下は、この番組のなかのロバート・レスラーとG・ダニエル・ウォーカーの短いやりとりを再現したものだ。

レスラー　あなたの前科を記録した紙はどれくらいの長さになりますか？

ウォーカー　最近のやつはたぶん二十九枚か三十枚になっているだろう。

レスラー　二十九枚から三十枚！　チャールズ・マンソンでさえたった五枚ですよ。

ウォーカー　でも、やつはただの殺人犯じゃないか。

ここでウォーカーが言いたかったのは、自分がたんなる殺人犯でなく、さまざまな犯罪を重ねてきた犯罪者だということだ。それを誇りにしているように見える。三百以上の犯罪を犯してきたにもかかわらず、いままでつかまらなかったことを、彼はあけっぴろげに自慢していた。

けれども、サイコパスが全員刑務所に入るわけではない。彼らの多くは追跡や起訴をまぬがれるか、〝法律の陽のあたらない部分〟で活動する。彼らの反社会的行動には、インチキな商売をすることや、配偶者や子供を虐待することなども含まれる。ほかにも、違法ではないが非倫理的、非道徳的なこと、あるいは他人に害を及ぼすことをする。すこし例をあげれば、恋人や配偶者をだましたり、家族を経済的ないし感情的に遺棄したり、会社の資金や基金を無責任に使ったりする。この種の行動は、家族や友人や知人や仕事仲間の協力がなければ記録したり査定したりすることがむずかしい。

完璧な人物像

もちろん、サイコパスは社会的に異常なライフスタイルを送っている者だけとは限らない。たとえば、多くの犯罪者たちはこの章で語られた特徴を多かれすくなかれもっているが、彼らの場合は罪悪感や良心の呵責《かしやく》や共感や強い感情をもつことができるので、サイコパスとは考えられていない。精神病質の診断は、対象者がプロファイルと完璧に合致する確かな証拠がある場合にだけ、つけられる——つまり、この章とまえの章の両方で語られた症状のほとんどをもっている場合に限られる。

最近、元受刑者が《精神病質チェックリスト》について私に感想を述べてくれた。彼は、このリストに反発を感じていた。現在、中年になっている彼は、成人してからの人生のほとんどを刑務所で過ごしてきていた。そして、かつてそこでサイコパスと診断されたことがあった。以下は、彼の感想だ。

●口達者で皮相的――「表現力にすぐれていることのどこが悪い？」
●自己中心的で傲慢――「高望みしないでどうしていいものを手に入れられる？」
●共感能力の欠如――「敵に対する共感は、弱さを露呈しているようなもんだ」
●ずるく、ごまかしがうまい――「どうして敵に誠実じゃなくちゃならない？　人間はみんな多少はごまかしがうまいもんだ。だれでも人にいい印象を与えたいと思うもんだろ？」
●浅い感情――「怒りっぽい性格だと、サイコパスのレッテルを貼られてもしょうがない」
●衝動的――「現代に生きていると、自発的で自由であることは創造力に結びつく」
●行動をコントロールすることが苦手――「暴力的で攻撃的な行動を爆発させるのは、身を守るためのメカニズムかもしれない。見せかけの場合もあるが、ジャングルのなかで生きのこるための手段なのさ」

●興奮がないとやっていけない――「張りのない単調な毎日や、興味の湧かないことをはねつける勇気があるってことだ。危険で、刺激的で、やりがいのあることをして、人生を存分に生きるんだ。かったるくて退屈でほとんど死んだような人生を生きるよりはずっと活気がある」
●責任感の欠如――「だれもがもっている弱点を強調するのはよくない」
●幼いころの問題行動と成人してからの反社会的行動――「前科の記録を見ただけで、そいつを性悪《しょうわる》で協調性がないときめつけていいのかい？」

興味深いことに、彼は良心の呵責や罪悪感の欠如についてなにも言わなかった。最近のニューヨーク・タイムズ紙に、以下のような記事があった。「データによると、一般に二から三パーセントの人びとがサイコパスと認定されている。大都市部の崩壊家庭で暮らしているサイコパスの人口は、その二倍である」けれども、この発言や、私たちの社会におけるサイコパスの増加を主張する意見は、一般的な犯罪とサイコパスの社会的異常行動を混同している。

犯罪や社会的異常行動はすでに下層階級のなかで高い発生率を示し、全体としてたしかに増加しているが、サイコパスの相対的な数も増加傾向にあるのかどうかはまだわかっていない。社会生物学者たちは、サイコパスの行動が遺伝的な要因に影響されるという見解をとっている。彼らによれば、サイコパスの数はやはり増加傾向にあるにちがいないけれども、それは彼らがだれとでも性的交渉をもってひじょうに多くの子孫をのこし、そのうちの何人かが精神病質の素因を引き継いでしまうからだ。

こうした社会生物学者の見解やおそろしい因果関係と併《あわ》せて、サイコパスがなぜ生まれるのかについてはのちの章で検討することにする。だがそのまえに、この謎のすでに知られているいくつかの様相について検討する必要がある。

第5章　心のなかの大きな消しゴム

ペテン師にキスされたら、歯が何本のこっているか数えたほうがいい。
——ヘブライの諺《ことわざ》

イリースがジェフリーに会ったのは、一九八四年の夏だった。彼女は、その日のことを一生忘れまい。友人たちとビーチにいて、ジェフリーを見かけたとき、イリースは明るくくったくのない彼の笑顔にたちまち魅了されてしまった。ジェフリーは彼女に近づいてきて、電話番号を尋ねた。厚かましい態度だったのに、なぜか彼女は警戒しなかった——まったく自意識過剰なところのない彼の笑顔にすっかりまいってしまったのだ。翌日彼はイリースに電話をかけ、彼女の職場に現われた。こうして、ふたりの付き合いがはじまった……笑顔とともに。

イリースは当時、保育所で働いていた。ジェフリーは彼女の午前の休憩時間にも、昼食時間にも、バスに乗って帰宅する時間にも職場にやってきた。保育所を一歩出るたびに、ジェフリーが待っていた。だが彼は、自分のことをほとんど彼女に話さなかった。自分は漫画家で、いつか新聞や雑誌に自分の漫画が掲載されるのを待っているのだと語った以外には。ときに大金をもっているかと思えば、まったく無一文のときもあり、そんなときは彼女にかねを工面《くめん》してもらった。きまった住所はなくて、着ている服もすべて〝借り物〟だった。彼は、愉快な男だった。陽気なんだわ、とイリースは思っていた。なにもかもが終わったとき、彼のユーモアは相手の気を引いて注意力を散漫にさせるための手段であったことを彼女はさとった。生活を食い荒らされているあいだ、彼女はジェフリーのジョークに笑い転げていたのだが。

彼はたてつづけにしゃべり、考えていることや計画していることを洗いざらいしゃべったが、そのどれひとつを取っても、まったく具体性に欠けていた。以前、彼が話していた計画について訊いてみたりすると、彼は苛立ったようすを見せた。「ああ、あれか！　それよりもっと大きなことを考えたよ。もっと大きなことをね」

いっしょに昼食をとっていたある日、ジェフリーはいきなり警察に逮捕された。翌日、イリースは拘置所にいる彼を訪ねた。警察によると、彼は友人の家に泊まった翌日、友人のカメラの備品を売ってしまったのだという。イリースには信じられなかったが、判事はそれを信じた。あとでわかったことだが、ジェフリーは多くの件で警察から指名手配を受けていたのだった。ジェフリーは、刑務所行きとなった。

収監されているあいだも、彼はイリースに連絡を取りつづけた。最低でも日に一度は刑務所から彼女に手紙を書き、ときには日に三回も書くことがあった。彼は自分の才能や夢や計画について書いた。そして、彼女のすばらしさ、ふたりいっしょに暮らす人生のすばらしさについて書いた。イリースは彼の言葉の海のなかで溺れそうになった。同様のケースを記録したある作家は、〝言葉の嘔吐《おうと》〟という表現を使っていた。もしもまともなエネルギーのはけ口が見つかっていたら、いまごろ自分は世界の頂点に立っていて、なんだってできたろう、とジェフリーは書いていた。彼女にふさわしい人生を与えていただろうとも――そして、いまでもとても愛しているよと。イリースはすっかりのぼせあがっていたために、ある手紙の末尾に〝かねを送ってくれ〟と書いてあってもなんとも思わなかった。

八カ月後に、ジェフリーは出所した。彼はまっすぐイリースのもとへいき、ふたたび彼女の目をくらませた。だが、彼女のルームメイトたちはジェフリーをあまりよく思わなかった。案の定、彼はルームメイトのひとりを誘惑したり、眠っているもうひとりのベッドにもぐりこんだりした。そのベッドにもぐりこんだとき、彼はむりやり若い女性の肩をはだけさせ、すばやく彼女を抱きすくめ、逃げようとする彼女の顔に浮かんだ表情を楽しがっているようだった。ジェフリーは昼も夜も家にいたので、言うまでもなく共同生活の約束事は崩壊してしまった。

　まもなく、ジェフリーには家を出ていく意志も、仕事をさがす意欲もないことがはっきりした。それでも、イリースはわざわざ彼のために仕事を見つけてやった。彼が最初に受けた面接は成功した。しかし、彼は勤めだした初日にキャッシュ・レジスターからかねをすべて盗み、五日間姿をくらました。しばらくして、ジェフリーはドラッグを射っているとある友人がイリースに連絡してきた。ふたたび姿を現わしたとき、彼はのんきな顔をして早口でしゃべりまくったから、イリースはついに意を決して彼と対決することにした。だが、彼はなにも悪いことをしていないと言い張り、結局、彼女は彼の言うことを信じた。彼を信じたり、信じなかったり、ふたたび信じたりして、イリースの心はまるでヨーヨーのように揺れ動いていた。

　やがて、イリースの両親が乗りこんできて、精神科医に相談したほうがいいと娘を説得した。両親は娘がジェフリーと付き合っていることにおそれをいだいていた。彼らはジェフリーの魅力などにまったく惑《まど》わされなかったから、しばしば彼の〝妙に落ち着きはらった目〟のことを言っていた。けれども、精神科医は両親ほど慎重に観察していなかった。彼はジェフリーのことを〝楽天的〟で、〝陽気〟で、〝とてもおもしろい人物〟だと思っていた。そして、医者までまるめこまれていることを知ったとき、イリースはようやく目がさめた。彼女は、そのときその場でジェフリーと手を切る決心をかためた。通りに出ると、彼女はもうすべて終わりだと彼に告げた。ジェフリーは彼女の腕をつかみ、じっと目をのぞきこんだ。「きみを放しはしないよ」と、彼は言ったが、そのとき突如イリースは、両親が彼の目について言っていたことを理解できたような気がした。「おれはいつだってきみといっしょにいるんだ、イリース」

それから数日もたたないうちに、イリースはアパートを引っ越した――すると、ジェフリーは彼女のあとをつけまわしはじめた。

メッセージが届いた。自分に会ってくれないのなら自殺する、会ってくれるまではけっしてあきらめないぞと。しかし、やがてそのメッセージは変わっていった。ジェフリーには自殺するつもりなどなかった。殺そうとしていたのだ、イリースを。彼はイリースの居場所を見つけると、アパートのドアをたたき壊し、彼女の髪の毛をつかんだ。幸いなことに、彼女の兄が仕事場からはやく帰ってきた。彼女の兄の姿を見ると、ジェフリーは即座におとなしくなった。そして笑いを浮かべ、なにごともなかったように挨拶をしてアパートを出ていった。

それでなにもかも終わりだった——嵐は過ぎ去った。彼は二度と戻ってこなかった。それから何年もして、イリースはジェフリーが強盗や詐欺、それに一度は暴行罪で逮捕されたことを聞いた。彼は収監され、出てきてからはしばらく釣り船を操縦する仕事をしていた。最後に聞いた彼の噂は、ふたたび刑務所に舞い戻って今度は長い懲役刑に服しているというものだった。いったいどうしてあんな男にころりとまいってしまったのか、彼女はいまさらながら不思議に思った。

彼女は、ついにその答えを見つけることができなかった。そして、自分がジェフリーの魅力に呑みこまれる寸前だったことを実感すると、それから長いあいだ男性不信に陥っていた。

以前私の学生だったイリースは、現在自分の個人的体験と勉強の双方から学んでサイコパスについてよく知っている。けれども、ジェフリーのような人間がなぜ、いともかんたんに他人の人生のなかに入りこみ、そこでやすやすと活動できるのか理解するのにいまだに苦しんでいる。「彼の場合」と、彼女は言う。「行動のルールは鉛筆で書かれていて、いつでもそれを消せる大きな消しゴムをもっているんです」

『羊たちの沈黙』という本と映画が世に出まわって以来、記者やテレビのインタヴュアーたちが、物語の主要人物、すなわち優秀な精神科医であり食人鬼的な殺人鬼であるハンニバル・〝カニバル〟・レクターは正確なサイコパスの姿として描かれているか、と私に尋ねてきた。

たしかに、物語に描かれているかぎり、レクターはサイコパスの特徴を数多くもっている。自己中心的で、傲慢で、冷酷で、人をだますのがうまく、良心の呵責がない。けれども、同時に彼の狂いようは半端でないように見える。当然といえば当然で、映画のなかのレクターと、女性被害者の皮膚をはがす服装倒錯者バッファロー・ビルは、ともに実在の精神病質連続殺人犯エドワード・ゲインそっくりに描かれているからだ。

レクターが収容された精神異常犯罪者用精神病院の院長は言う。「ああ、彼は怪物だよ。完璧なサイコパスだ。ああいう人間が生きたままとらえられることはめったにない」

むろん、これは正確な発言ではない。サイコパスはみんなおぞましい連続殺人犯で、自分の楽しみのために人を拷問したり人の手足を切断したりするという、多くの人がもっているまちがった思い込みと同じだ。レクターがサイコパスだとしたら、典型的なサイコパスとはほど遠い。もし彼が架空の人物でなく実在の人物だったなら、むしろカルト教団の一員になっていただろう。連続殺人犯というのは、ひじょうにまれな存在なのだ。北アメリカには、おそらく百人もいない。それに対して、サイコパスのほうは、おそらく北アメリカに二、三百万人はいる。連続殺人を犯さないサイコパスのほうが圧倒的に多い。

さらに言えば、レクターのようなグロテスクでサディスティックな殺人者に焦点をあててサイコパスを描写するやりかたは、この症候群に対するゆがんだ見かたを一般の人びとに浸透させることになる。ほとんどの場合、サイコパスが法を破るのは、その自己中心的で気まぐれな性格のゆえであったり、むしろありふれた欲求を即席に満たすためだったりするのだ。よだれをたらしながら非人間的な力や貪欲な性欲を誇示するためではは、けっしてない。

ルール破り

ジェフリーのようなサイコパスにとって、良心を健全につくりあげる社会的体験は一度もおこなわれなかった。そのような人びとは、自らを導く内なる声をもっていないのだ。彼らは、ルールを知ってはいるが、他人にどんな迷惑がかかろうとも、従いたいと思ったルール以外には従おうとしない。彼らは誘惑にほとんど抵抗できず、犯罪を犯しても罪悪感が伴わない。わずらわしい良心の足枷《あしかせ》がないので、好きかってに自分の欲求を満足させ、うまくやれると思ったことをなんでもしたがり、実際にしてしまう。軽窃盗から血なまぐさい殺人にいたるまでの反社会的な行為が可能になる。

サイコパスの良心は（もしそんなものが存在するとして）なぜこれほど弱いのか、私たちにはわからない。けれども、多少筋のとおった推理はできる。

●サイコパスには、良心の湧きいずる泉である情緒反応――恐怖とか不安――を体験する素養がほとんどない。

たいていの人は、子供のころに罰を受けた経験から、社会的タブーと不安という感情のあいだのつながりが生涯にわたって維持されている。ある行為をすれば罰を受けるのではないかという不安は、その行為に対する抑止力となる。実際、不安という感情はその行為のことを考えることさえやめようという気をおこさせる。「あのかねを取ってやろうと考えたけど、すぐにそんな考えを頭から追い出したよ」

しかし、サイコパスの頭のなかでは、禁じられた行為と不安のあいだのつながりがひじょうに弱いので、罰をおそれる気持ちが行為を思いとどまらせることができない。おそらくこうした理由で、ジェフリーの逮捕記録や有罪判決の記録が、同じ過ちをくり返す記憶喪失者の犯罪記録のように見えるのだ。どんな罰をもってしても、衝動を満足させようとする彼を思いとどまらせる効果はすこしもなかった。

●サイコパスの〝内なる声〟はインパクトに欠けている。

良心を発揮できるかどうかは、結果を想像できるかどうかだけでなく、心のなかで〝自分に話しかける〟ことができるかどうかにもかかっている。たとえば旧ソ連の精神科医A・R・ルリアは、内面化された言葉、つまり内なる声が、行動を規制するのに決定的な役割を果たしていることを示して見せた。

しかし、サイコパスが自分に話しかけるときは、〝台詞《せりふ》を読んでいる〟にすぎない。イリースのルームメイトをレイプしようとしたとき、ジェフリーは自分にこう話しかけていたのかもしれない。「くそ、こんなことをしたら代償が大きいだろうな。エイズをうつされるかもしれないし、この女が妊娠するかもしれないし、イリースに殺されるかもしれない」しかし、もしこうした思いがほんとうに彼の頭を駆けめぐっていたとしても、それはつぎのような思いと同じくらいのインパクトしか彼には与えていなかったろう――「今夜は野球の試合でも見よう」つまり、自己満足的な行為が自分を含めて人にどんな影響を与えるか、けっしてまじめに考えてはいなかったのだ。

●サイコパスは、自分の行動がどんな結果をもたらすか〝思い描く〟能力が貧弱。

いますぐ具体的に手に入るもののほうが、漠然とした将来の結果よりも優先する。とくに、被害者の身になって結果を考えにくい。ジェフリーの場合も、イリースを伴侶として見たのではなく、むしろものとの〝接点〟として見ていた――住まい、衣服、食べ物、金銭、娯楽、性的満足の提供者として。自分の行為が彼女にどんな結果をもたらすかは、まるで意識にのぼらなかった。だから、彼女とのつながりから得られるものをすべてしぼり取ったと思うと、ごほうびをもらえるほかのところへあっさり移っていったのだ。

彼らの選択

もちろん、サイコパスは社会をまとめあげている、山ほどあるルールやタブーにまったく反応しないわけではない。彼らだって、つかの間の欲求や衝動や機会に盲目的に反応する機械人形ではないのだ。ふつうの人よりもはるかに自由にふるまい、ルールや制約を選り好みして、それに固執《こしつ》しているだけだ。

大多数の人々は、どんな批判が返ってくるかわからないという思いで自分たちの行動を抑制している。私たちはだれでもある程度、自分にどれだけ価値があるのだろうという思いをもっている。その結果、絶えず自分や他人に対して、自分がまともで、あてになり、信頼を寄せることもでき、有能な人間だということを証明しようとしている。

まったく対照的に、サイコパスは面目を失うとか、痛みを伴うとか、将来の計画がだめになるとかいう不安、疑念、心配をいっさいもたずに、そこからなにが手に入るか、どれくらいコストがかかるかだけを判断する。ようするに、良心のある人が行動を熟慮するときに無限に浮かんでくるような事柄に、まったく配慮しない。社会にうまく順応してきた人たちにとっては、サイコパスが経験するような世の中を想像することは、不可能に近い。

サイコシネマ

社会や良心の呪縛から解き放たれた、口のうまい詐欺師や冷血な殺人者に対する一般の人たちの思い入れが、いまほど強くなったことはなかった。『グッドフェローズ』、

『ミザリー』、『パシフィック・ハイツ』、『愛がこわれるとき』、『イン・ブロード・デイライト』、『ラヴ、ライズ、アンド・マーダー』、『小さな犠牲者たち』、『ケープ・フィアー』、『イン・ア・チャイルズ・ネイム』、そしてとくにまぎれもないスリラー『羊たちの沈黙』などは、ひじょうに人気を博した映画だ。真実の再現ドラマ、たとえば《ハード・コピー》、《ア・カレント・アフェア》、《アメリカズ・モスト・ウォンテッド》などは、いまやテレビ番組の定番となった感がある。

一九九一年二月十日付ニューヨーク・タイムズ紙にある〝深く静かに潜伏するサイコパスとお近づきになる〟という記事には、〝よこしまなゆがんだ心〟に作家が惹きつけられるのは、新しいことでもなんでもないと書かれている。「イアーゴー（『オセロ』の登場人物）からノーマン・ベイツ（『サイコ』の主人公）まで、ジキル博士からハリー・ライム（『第三の男』の登場人物）まで、ウラジーミル・ナボコフのハンバート・ハンバート（『ロリータ』の主人公）からデイヴィッド・リンチ監督のリーランド・パーマーおよびボブ（『ツイン・ピークス』の登場人物）まで、悪のロジックはページやステージやスクリーンの上で、フィクションとしてくり返しくり返し描かれてきた。想像力がまったくおよばない場合でも、作家や俳優たちは忌まわしい現実からインスピレーションを引き出してきた。切り裂きジャック、リジー・ボーデン、ディックとペリー、ゲアリー・ギルモア、チャールズ・マンソン、それにアドルフ・ヒトラーやヨシフ・スターリンやリチャード二世などは言うまでもない。いまでは、サダム・フセインが明らかに文章書きたちの目を輝かさせている」

問題は、なぜか、ということだ。良心のない人格が私たちの想像力を圧倒的に刺激するのは、なぜなのだろうか？　「明らかに、魔性は人を惹きつける」と、同記者は書いている。「それをドラマ化しようとする人たちだけを惹きつけるのではない。ちょっとした悪戯《いたずら》から邪悪な犯罪にいたるまで、人びとは悪行《あくぎょう》について知りたがる。サイコパス、すなわち良心の呵責をもたない悪の化身がなぜこれほど大衆の心をとらえてはなさないのか、それを説明する手だてはほかにない」

同記者は、このテーマを司法精神科医のロナルド・マークマンとともに追っている。マークマンは、ドミニク・ボスコと共著で、『アローン・ウィズ・ザ・デヴィル』という本を書いたが、その本はマークマンが殺人犯たちに面接してまとめたものだった。この精神科医によれば、私たちは自制心に抑えこまれずに人生を生きていくことに憧れを感じながら、一読者、あるいは一聞き手としてサイコパスと自分を重ね合わせているのだという。「彼らは、私たちのなかにもあるなにかをもっている。私たちは、そのなにかがなんであるのか知ろうとして、彼らに惹きつけられる」と、マークマンは書いている。犯罪者との面接をしながら、ニューヨーク・タイムズ紙の記者はさらに言う。「私たちだって、ひと皮むけばみんなサイコパスなのだ」

ニューヨークにあるマウント・サイナイ医療センターの精神科医ジョーン・イントレイターは、〝現実と映画のなかのサイコパス〟という題名の講座を開講した。そのなかで彼女は、サイコパスと自分を重ね合わせる行為に映画がひと役買っていると説明していた。なんの気なしにそのような映画を観にいったつもりでも、いつのまにか私たちは感情的に充電され、のぞき見的快楽に浸っているのだと。映画は「わくわくするようなのぞきの代償行為に私たちを引きずりこんでいきます。暗い室内は私たちの道徳観念を抑えこみ、超自我［良心］による抑制に支配されない心の領域に焦点をあてます。暗いなかで、私たちはかすかなうしろめたさを感じながら、なんの犠牲も払わずに攻撃的で猥褻《わいせつ》な快楽を楽しんでいるのです」

このような映画による体験は、心理学的に見て健康な人たちにはプラスの効果をもたらし、サイコパスによって引き起こされる危険や破壊をあらためて思い起こす役割を果たす。だがいっぽう、精神的発達が未熟で、重大な心理学的問題をかかえている人、あるいは世の中の主流から疎外されていると感じている人たちには、強力な役割モデルの働きをする。

理由なき反抗《レブル・ウィズアウト・ア・コーズ》

一九四四年、精神分析医のロバート・リンドナーは、精神病質犯罪の古典的研究ともいえる書、『レブル・ウィズアウト・ア・コーズ』を書いた。リンドナーによれば、精神病質は一種の疫病のようなもので、破壊的な潜在能力が著しく過小評価されているおそろしい力だった。社会とのかかわりという観点から、彼はサイコパスについてつぎのように書いている。

サイコパスは反抗的で、広く受け入れられている慣例とか基準に対して宗教的なほど不従順である……理由なき反抗者《ア・レブル・ウィズアウト・ア・コーズ》であり、スローガンなき煽動家《せんどうか》であり、綱領《こうりょう》なき革命家である。その反抗は自分だけを満足させるという目的のためにある。他人のために努力することができない。彼の努力はすべて、どんなに装ってみても、自分の願望と欲望を満足させるための投資でしかない。

文化は変化することがあっても、精神病質の〝反抗《レブル》〟は変わらない。一九四〇年代中葉に、リンドナーは、サイコパスが社会の片隅、つまり「個人の自由という概念を謳歌《おうか》でき、地域社会のチェックと管理が不充分で、肉体的にも心理的にも好きかってができる」ところによく見受けられると書いている。

今日《こんにち》では、サイコパスはどこにでもいるように見える。だから、私たちは重要な質問を自分に問いかけてみなければならない。いったいなぜ私たちはサイコパスに惹きつけられるのだろうか？　映画や、テレビや、大衆向け書籍や雑誌のなかで。若い人たちの暴力犯罪が増加の一途をたどっていくのは、いったいなぜなのだろうか？　ある専門家に以下のように言わしめる私たちの社会とは、いったいなんなのだろうか？

今日の若い犯罪者たちは、昔にくらべると被害者となんの利害関係もないことが多く、しかも平気で相手を傷つけたり殺したりする。若い犯罪者たちの被害者に対する共感能力の欠如は、社会全体を悩ましている問題のひとつの症状にすぎない。サイコパスの一般的なスタンスは、最近では共通している。自分も他人の幸福の一端を担《にな》っているなんてとんでもない、と。

社会がサイコパスの完璧な繁殖地になったことを、そしておそらく彼らにとっての〝殺戮《さつりく》の場〟になったことを、私たちは知らず知らずのうちに容認しているのだろうか？

第6章　残忍な「お遊び」

犯罪も職種のひとつで、職務内容説明書に記載されていたら、サイコパスはこれ以上ない適任者である。

一九三一年につくられたフリッツ・ラング監督の古典的名作映画『M』のなかで、ピーター・ローレは衝動のおもむくままに通りから不運な子供を誘拐し、暴行して殺す犯人の役を演じた。この映画のなかでは、警察はなかなか殺人犯を見つけられず、暗黒街のゴロツキや犯罪者たちがその捜査を独自におこなうことになる。そして、ついに犯人を突きとめると、卑《いや》しく凶悪な無法者集団は犯人をひとけのない醸造所へ引きずっていき、暗黒街の掟《おきて》で彼を裁こうとする。この映画は、〝盗人《ぬすびと》にも仁義あり〟という概念を、もっとも効果的にドラマ化したものだった。

盗人に仁義などあるのだろうか？　刑務所に収容されている平均的な受刑者たちにさぐりを入れてみると、かならずしも一般社会の掟と同じではないけれども、独特のルールと規制をもったモラルの掟が厳然と存在することがわかる。この犯罪者たちは、だいたいにおいて社会のルールや価値観と衝突してきたのだが、それでも界隈《かいわい》や、ファミリーや、組織など、自分たちの集団のルールには従っている。だから犯罪者であることは、社会に順応するのが苦手だとしても、かならずしも良心をもっていないということにはならない。犯罪者たちはさまざまな経緯で犯罪に手を染めるようになるが、ほとんどは外部からの力による。

犯罪を習って犯罪者になる者がいる。彼らは、犯罪行為をあたりまえだと思っている家族とか社会環境のなかで育つ。たとえば私たちの被験者のひとりは、父親が〝プロの〟泥棒で、母親は売春婦だった。彼は幼いころから、父親といっしょに〝仕事へいって〟いた。もっと規模の大きい例は、マフィアのファミリーや、ヨーロッパの一部に見られる放浪者集団のような〝下位文化的犯罪者たち〟だ。

〝暴力の循環〟と呼ばれているものにはまった犯罪者もいる。幼いころに性的、身体的、あるいは感情的虐待に遭《あ》った被害者たちが、おとなになって同じことをくり返すということが最近では明らかになってきている。たとえば、子供にいたずらをする者が、自身、性的虐待の被害者だったとか、妻に暴力を振るう男が幼いころに家庭内暴力を目にしていた、という例はけっして珍しくない。

さらにほかの者は、圧倒的な欲求に負けて法律と衝突する。たとえば麻薬の誘惑に勝てない中毒者とか、人生に絶望し、良心をかなぐり捨てて強盗を働くなんの技能も貯えもない人たちだ。私たちの研究の被験者の多くは、崩壊し、貧乏で、荒れた家庭から逃れようとして最初の違法行為をおこなった。そして、慰《なぐさ》みや一時的な快楽のためにドラッグに走り、その習慣を維持するために犯罪に手を染める。

〝激情犯罪〟を犯すことによって、結局犯罪者になる者もいる。私たちの被験者のひとりは、犯罪歴や暴力歴のない四十歳の男性だったが、妻の財布にコンドームを見つけ、彼女と口論しているうちに逆上し、〝すっかり理性を失って〟彼女を激しく殴打した。結局、懲役二年の判決を受けたが、おそらくまちがいなく早期に仮釈放されるだろう。

このような人たちの大部分にとって、負の社会的要因である貧困、家庭内暴力、幼児虐待、経済的ストレス、アルコールおよび麻薬濫用などは、犯罪の誘因、あるいは原因にさえなっている。実際、こういった要因がなかったら、こうした犯罪者の多くは犯罪を犯していなかっただろう。

けれども、なかには犯罪が利益になるから、働くより楽だから、興奮を味わえるからといった理由だけで実行する者もいる。そのすべてがサイコパスとはかぎらないが、サイコパスである犯罪者を除いても、犯罪は逆境のなかで生きる活路を見いだそうとする人間より、社会のルールや規制などと無関係に機能する人格構成によってもたらされることが多い。なぜ犯罪を犯したのかと尋ねられたある女性は、多くの精神病質の被験者に典型的な答えを返してよこした。「ほんとうのことを知りたい？　おもしろ半分だったのよ」

ほかの大半の犯罪者とちがって、サイコパスはグループや掟や信条などに忠実でなく、むしろ〝自己の利益〟を求める。法の執行当局は、犯罪を解決したり組織やテロリストの支部を解散に追いこんだりするときに、これを逆手に取ることがある。「賢くなれよ。自分がかわいいだろう？　ほかにだれが関係してたのか教えれば、おまえはここから出ていけるんだ」という台詞《せりふ》は、ふつうの犯罪者よりもサイコパスに対して、ずっと効き目がある。

テレンス・マリック監督の映画『地獄の逃避行』は、チャールズ・スタークウェザーと彼のガールフレンド、カリル・アン・フューゲイトの殺人遍歴に題材を取ったものだが、冷酷で、リアリスティックで、背筋の寒くなるようなフィルム・ファンタジーに仕上がっている。この映画にキット・カラザスという名で登場する男は、抗しがたい魅力となめらかな舌をもっていて、ものみごとにサイコパスのプロファイルにあてはまっているが、ガールフレンドのホリーに愛着を感じすぎていて現実味には欠けている。映画ファンのなかには、サイコパスと純粋な気持ちをもった愛人の物語という、典型的なハリウッドのロマンス映画からこれをはずしたいと考える人もいるかもしれない。たしかに、ホリーはいつもキットの陰に隠れていて、添え物のように描かれている。しかし、この映画をあらためてもう一度観てみると、実際にあった事件を思い起こさずにはいられない。監督はキットを通じてサイコパスを描いたつもりかもしれないが、むしろリアリティがあるのはホリーのほうだ。シシー・スペイセックが演じたホリーは、〝しゃべる仮面〟としてみごとに現実のサイコパスに近く描かれている。

ホリーの人格にはふたつの要素があり、映画はその精神病質人格の重要な要素を具体的かつドラマティックに表現している。ひとつの要素は彼女の情緒的貧しさで、もうひとつはひどく感情を揺り動かされたようなふりをする態度だ。彼女がときどきひどく常識はずれの行動に出るシーンを見てみるといい。たとえば、娘の人生にかかわるなと怒る父親をキットが撃ち殺すと、この十五歳の少女はキットの顔を平手打ちにする。そして、そのあと椅子に倒れこむようにすわり、頭が痛いと訴える。そのくせ、父親の遺体を隠すためキットが家に火を放ったあと、ホリーは彼について殺人の諸国漫遊に出かけるのだ。

またべつのシーンで、さらに数件の殺人を犯したキットが、銃を突きつけられておそれおののいているカップルを車から引きおろし、畑へいけと彼らに命じると、ホリーはこわがっている女性の近くに無邪気に歩み寄り、「ハーイ」と抑揚のない子供じみた声で話しかける。「これからどうなるの？」女性は、自分たちの運命を必死で知ろうとして尋ねる。「そうね」と、ホリーは答える。「なんだか爆発しそうだってキットは言ってるわ。あたしもときどきそうなるの。あんたはどう？」キットは、カップルを畑のどまんなかにある貯蔵庫に閉じこめる。しかし、そこから歩き去ろうとしたとき、彼は振り向きざまに突如、貯蔵庫のドアに何発も銃弾を撃ちこむ。「あいつらにあたったかな？」彼はまるで暗がりでハエをたたきつぶそうとしたかのように、ホリーに言う。

映画のなかで精神病質の特徴がもっとも現われているのは、おそらくホリーの台詞だ。彼女は無味乾燥な単調な声で、若い女性の感じかたを大衆雑誌からそのまま引いてきたような文句を織りまぜながら語る。自分とキットの愛について語っているのだが、ホリー役を演じた女優は、言葉だけがうわすべりしている感じをうまく出している。感情に対する経験的知識がないという感じを。〝言葉は知っているがその響きを知らない〟実例に接してみたければ、スペイセックの語りを聞いてみるといい。一般人や専門家も含めて、サイコパスと付き合ったことのある多くの人たちがのちに報告している妙な感じ、つまりなんとなくうさん臭い感じや、皮膚がむずむずしてくるような感じをじかに体験できるだろう。

犯罪の公式

いろいろな観点から見て、サイコパス、すなわち心のなかをコントロールできず、倫理とかモラルとか因習にとらわれない態度をとり、冷淡で、良心の呵責を感じず、世の中を自己中心的にしか見られないような人たちが、生きていくうえでどれくらい社会と衝突しないでやっていけるものか判断するのはむずかしい。むろん、多くの人たちはそうやって生きているのだが、なにせ彼らの犯罪行為は軽窃盗や横領から暴行、強奪、武装強盗にいたるまで、あるいは破壊行為や騒乱行為から誘拐、殺人、はては売国やスパイやテロリズムなどにいたるまで、多岐にわたっている。

犯罪者すべてがサイコパスではないし、サイコパス全員が犯罪者ではないけれども、刑務所にはサイコパスが大勢収容されているし、比率で見れば、犯罪にかかわる彼らの数は異常に多い。

●平均して、刑務所にいる受刑者の二十パーセントの男女はサイコパスである。
●サイコパスは、重大な犯罪の五十パーセント以上を占めている。

実際、サイコパスの人格構造は私たちにトラブルをもたらす。大きなホホジロザメが生まれついての殺人マシンであるように、サイコパスは生まれついての犯罪傾向をもっている。どんな状況でも利用しようとする彼らの態度は、内面をコントロールする力の欠如とあいまって、犯罪の重要な公式をつくり出している。

たとえば、目もくらむような笑顔でビーチにいる若い女性の警戒心を解かせるとき、ジェフリーのような若いサイコパスは一刻も時間をむだにせずに相手に取り入り、女のぬくもり、性的満足、住まい、食べ物、金銭などをできるだけ多く絞り取ろうとする。すべて〝愛〟という名のもとに。

ジョン・ウェイン・ゲイシーは、好みのタイプの若い男性がたまたま彼の仕事場に職を求めてきたとき、すぐさまその若者を脅してむりやりセックス・プレーに引きこんだ。そして、ついにはその若者を死に追いやり、彼の死体を自宅の床下に捨てた。

ユタ州の殺人犯ゲアリー・ギルモアは、ガールフレンドと口論したとき、怒りを発散させたい衝動を抑えきれなくなるまで近くを（ほかの女性と）ドライヴした。そして、給油所へ立ち寄ると、カー・ラジオをつけたまま若い連れを数分間車にのこし、最初に出会った人を射殺した。翌日の夜、彼は同じことをくり返した。彼は射殺したふたりの男性について、自分がむしゃくしゃしていたときたまたま悪い場所にいただけだとうそぶいた。

最近のFBIの調査によると、勤務中の法執行官を殺害した犯人の四十四パーセントは、サイコパスだった。

（司法省連邦捜査局、統一犯罪統計課、一九九二年九月付『殉職者たち』より）

刹那的生きかた

サイコパスは現在にしか根を生やしていないで、チャンスと見ればそれに抗しきれない人間たちなのだと考えれば、彼らの行動や動機づけが納得できるだろう。《精神病質チェックリスト》で高得点をマークしたある受刑者は、こう言った。「だって、おれは男だぜ。あんなすてきな女の尻は見たことない。だからおれはほしいものを手に入れたのさ」彼は、レイプで有罪になった。またべつの受刑者は、被害者が住んでいる街でテレビのゲーム番組に出演して警察につかまった。たった五分間スターになって、二年間刑務所に入ったのだ！

処刑されるまえ、プレイボーイ誌からインタヴューを受けて、ゲアリー・ギルモアは現在にこれほど強く固執することについての意味を語っている。高いIQをしているのになぜ何度も犯罪でつかまるのかと訊かれて、ギルモアは以下のように答えている。

二回はうまく逃げおおせたぜ。おれはたいした泥棒じゃないんだ。衝動的なだけさ。計画も立てないし、あれこれ考えもしない。ちょっとした悪事を働くのにものすごく頭がいい必要なんかないんだ。ちょっと頭を働かせるだけでいい。でも、おれはそれさえしなかった。おれは辛抱がきかないたちでな。それほど貪欲《どんよく》でもないし。たしかにうまくやればもっともっと逃げていられただろう。ほんとにどうしてこんなことになったのか自分でもよくわからない。たぶんずっと昔によくよくするのをやめちまったからだ。

精神病質的暴力——冷酷無惨なものから〝行き当たりばったり〟なものまで

サイコパスが総じて犯罪にかかわっている事実以上に厄介なことは、男女を問わず彼らがほかの人たちよりも暴力的で攻撃的でありがちだということだ。もちろん、ほとんどの犯罪者は多かれすくなかれ暴力を振るうものだが、それにしてもサイコパスの場合は際《きわ》だっている。刑務所に入っていようといまいと、暴力的な彼らの数はほかの犯罪者たちより二倍も多い。

たしかに厄介なことではあるが、驚くべきことではない。私たちの大部分が、肉体的に人を傷つけることに強い抵抗感をもっているのに対し、サイコパスにはそのような抵抗感がない。彼らにとって、暴力や脅しは自分が怒ったり、拒まれたり、欲求不満を感じたりしたときに使うお手軽な手段なのだ。そして、被害者が感ずる痛みとか屈辱など、ほとんど意に介さない。彼らの暴力は冷酷で、ただの便利な道具にすぎない。単純な欲求、たとえば性欲のような欲求を満足させ、彼なり彼女なりがほしいと思ったものを手に入れるための道具だ。そしてサイコパスは、相手にダメージを与えたことを後悔するどころか、そんなことには無関心で、力の威力や快楽やひとりよがりの満足感を感じる。くよくよすることなどまるでない。

サイコパスのこうした反応を、職務のためにどうしても暴力を行使しなければならない法執行官の反応とくらべてみると、そのちがいの大きさがよくわかる。夕食まえに十人の悪党を殺してまだ余裕しゃくしゃくの、映画によく出てくるような架空の人物、たとえばクリント・イーストウッドが演じた〝ダーティハリー〟キャラハンなどとちがって、ほとんどの警察官は発砲するだけでかなりひどいストレスに悩まされる。そして多くは〝感情的再体験《フラッシュバック》〟をし、最近知られるようになった心的外傷後ストレス症候群に苦しむ。この後遺症はかなり精神を消耗させるので、多くの司法当局は負傷しようがしまいが、銃撃戦に巻きこまれた職員に規則で心理学的カウンセリングを義務づけている。

だが、このようなカウンセリングはサイコパスにはなんの効果もない。経験豊かで多少のことには動じない専門家でさえ、サイコパスが、吐き気を催すようなことを平気でしゃべったり、まるでリンゴの皮をむくか魚のはらわたを取るかのようにのんきな調子で、自分の凶暴な犯罪について語ると、ひどく苛立ってうんざりする。

刑務所でなぜ〝鍛冶屋《かじ》〟というニックネームをつけられたのかとインタヴュアーから訊かれて、ゲアリー・ギルモアは、暴力をなんとも思っていないサイコパスの特徴をよく表わす答えをしている。あるとき、ギルモアの友だちのリロイが刑務所内で襲われ、ひどくたたきのめされたことがあった。リロイは、相手のビルになんとか仕返しをしようと、ギルモアに助けを求めた。「あの夜、ビルは椅子に腰かけてフットボールを見ていた」と、ギルモアは回想している。「それでおれはやつの頭にハンマーをたたきこんで、そのまま歩き去った……やつはひどい重傷だったぜ！　［笑い］……おれは四カ月も独房入りになったが、ビルのやつは脳の手術のためにポートランドへ送られた。でもビルはすっかりなまくらになっちまった。それで、リロイがおれに鍛冶屋ってニックネームをつけたのさ。やつはおれにチェーンのついた小さなハンマーをわたして……」ギルモアは、そのハンマーでビルを殺したのは自分だと後日主張し、さらにもう一件殺人を犯したことを自白した。インタヴュアーは、彼に尋ねた。「なぜあなたは、彼らを殺したことを触れまわったりしたのですか？　あなたはそれを自慢したかったのか、それとも告白したかったのか、どちらです？」

ギルモア「［笑いながら］たぶん自慢したんだよ。ほんとのことをいうとね」

以前刑務所の精神科医にサイコパスだと診断された元受刑者は、自分のいるテーブルからどけと言ったのに拒否した男をバーで刺殺したことがある、と警察に冷静に語った。その理由として、彼はつぎのように説明した。自分は当時、〝おれのそばに寄るんじゃねえ〟的なイメージをだいじにしていたのに、被害者がほかの常連客のまえで自分に挑戦するような態度を取ったから、だった。

> 一九九〇年の元日に、二十六歳のロクサーン・マレーは五年間連れ添った四十二歳の夫を十二番径のショットガンで射殺した。夫を愛していたが殺さなければならなかったと、彼女は警察に語った。同じ証言を聞いた裁判所は、彼女の言い分を認め、第二級謀殺の告発は却下された。
>
> 夫のダグ・マレーは、〝アウトロー・バイカーを気取った男〟で、〝パワフルなバイクと弱くて従順な女性と犬（自分の言うことを聞くものすべて）に飢えて〟いた。そして長年にわたり、レイプや暴行容疑で何度も起訴されてきたが、証人がいないために一度も裁判にもちこまれたことがなかった。以前に数回、結婚歴がある彼は、かかわった女性にいつも恐怖感を与え、実際に暴力を働いてきた。しかも、あろうことか〝性的虐待を受けたティーンエイジャーたちのためのホームを経営していたこともあり、ほとんどの女性に対してやってきたように、彼らを精神的、肉体的に利用していた。あとでなにかに利用するために、彼らの屈辱的な写真まで撮っていた〟。

飼っている十四匹の犬の食事代が高すぎるとロクサーンが愚痴を言ったとき、ダグは彼女をトレーラーに引きずりこみ、弾をこめたピストルで彼女の頭をなぐり、彼女がかわいがっていた犬を目のまえで撃ち殺した。「おまえもこうされたいか？」彼はロクサーンに訊いた。ダグは〝暴力ないし力ずくで女を支配していないとセックスができなかった。そして、いつでもどこでも、あるいは人をなぐったあとにフェラチオを要求した。凶暴なレイプのシナリオを思い描き、女性にそのシナリオどおりにやることを強要した。実弾が一発入っている銃を女性にもたせ、ロシアン・ルーレットを無理強《じ》いしたこともあった〟。ロクサーンの親友は言っている。「ダグにはいろんな面があるようでした。なかには善良な面もあり、自分をよく見せたがっていましたが、想像もできないほど忌まわしい面もありました」

どうやらダグは、凶暴な言動をほしいままにしているうちついに一線を越え、虐待されたりおそれおののいたりしてきた被害者たちが、自分を守るため究極の反撃に出ることを許してしまったようだ。

——一九九一年三月一日付ヴァンクーヴァー・サン紙

《精神病質チェックリスト》で高得点をマークしたある犯罪者は、夜盗に入ったとき老人男性を殺害したが、のちにこのときのことを呑気《のんき》に語っている。「あれこれ物色していると、あのおいぼれが階段を降りてきて……その……金切り声をあげはじめ、ひきつけを起こしやがった……それで、頭に一発パンチを見舞ってやったが、それでもまだわめき散らすんで、喉にチョップを食らわせた。すると……なんて言うか……よろよろうしろにさがって床に倒れこんだ。そして喉をごぼごぼいわせて、まるで棒を突き刺された豚みたいな声をあげやがった［笑い］。それを見てたらひどくいらついて、それで……その……頭に数回足蹴りを食らわせてやった。それでやつはようやくだまったよ……そのころにはおれもすっかり疲れてたもんだから、冷蔵庫からビールを数本だしてテレビをつけ、そこで眠りこんじまった。そして、警官に起こされたんだ［笑い］」

このようにいともあっさりと、冷静に暴力をふるうのは、白熱した議論があったり、ひどい感情的打撃を受けたり、抑えきれない怒りを感じたり、憤怒《ふんぬ》や恐怖を味わったりした結果、爆発して、暴力的な行動に出るのとは明らかにちがう。そのような事例なら、マスコミの報道のなかにたくさん見出せる。そしてほとんどの人は、〝ぷつんと切れる〟とどうなるかわかっている。ときには陰惨な結果を産むことになり、自身の犯した行為に茫然自失となるのだ。この章を書いているとき、前科などひとつもない六十五歳のある老人が殺人罪で裁かれようとしていた。彼は子供の監護権をめぐって審理が開かれているとき、興奮して元の妻と彼女の弁護士をポケット・ナイフで刺した。地元の精神科医の証言によると、老人はあまりに神経が高ぶって自制心を失い、〝機械人形のようになって〟自分がなにをしたかすら記憶していなかった。自分の行為におののいていたこの男性は、結局、無罪放免となった。

もしかりに有罪になっていたとしても、彼は早期に仮釈放されていただろう。犯罪学者が指摘するように、家庭内での争いや友人知人どうしの口論の末に感情が高ぶっておきた殺人は、きっかけさえなければそんなことにならずにすんだ、実直で良心の呵責ももち合わせている人物によっておこされた〝一回限りの〟犯罪と、通常は見なされる。

しかし、サイコパスの暴力は正常な感情的〝色彩〟に欠け、ありふれた出来事をきっかけに引き起こされることが多い。最近の調査で私たちは、男性の犯罪者（その約半分はサイコパス）による近年の凶悪犯罪をとりまく環境について書かれた警察の報告書を調べてみた。サイコパスによっておこなわれた凶悪犯罪と、ほかの犯罪者によっておこなわれた凶悪犯罪は、いくつかの重要な点で異なっている。

●ほかの犯罪者の暴力行為は、ふつう家庭内の口論の末とか、感情的にひどく激した

ときにおこる。しかし、

●サイコパスの暴力行為は、犯罪を頼まれたときとか、飲酒のあいだにおこったり、復讐や報復が動機となる。

●ほかの犯罪者の被害者の三分の二は、家族のなかの女性や友人や知人である。しかし、

●サイコパスの被害者の三分の二は、男性の他人である。

一般に、サイコパスによる暴力行為は、非情で、冷酷で、しばしば直截《ちょくせつ》的で、複雑でない。さらには、根深い苦悩とか理解できるような気分の落ち込みが原因で振るわれる暴力よりも、はるかに事務的だ。そこには〝活力〟が欠けていて、サイコパスでない人たちの暴力に伴う強い感情がない。

おそらく、精神病質的暴力のいちばんこわいところは、大都会の暴力にそれが影響を及ぼすことだろう。都会に特徴的な犯罪であるひったくり、ドラッグ売買時のいざこざ、集団襲撃、攻撃的な物乞い、非行グループの諸行為、騒乱、そしてゲイのようなグループを標的にした暴行などは、ふつう個人的な恨みつらみを伴わず、適当に被害者を選んでなんのきっかけもなくおこなわれる。こうした新しい暴力の波に乗って現われたのが、

映画やテレビでよく見かける精神病質的ゴロツキだ。「あんたに個人的恨みはないんだ」と、彼らのような輩《やから》は身勝手な自分の暴力を弁護するように言って立ち去る。実在の十五歳の少女はいみじくも言っている。「すごくほしいものがあったから、取っただけよ。もっとあくどくやるときは、ナイフで相手を脅かしてるわ。でも、人に怪我《けが》させたことはないわよ。あたしはただ品物がほしいだけだから」

性的暴力と暴力亭主

レイプは、サイコパスが暴力を冷酷かつ利己的な道具として使う恰好《かっこう》の例だ。むろんすべてのレイプ犯がサイコパスではなく、なかには情緒障害の著《いちじる》しい者もいる。ほかのレイプ犯は、女性を従属的な性として退《しりぞ》ける文化および社会の産物だ。こうした男性たちの犯罪は、社会から見れば不快だし、被害者にとってはおそろしい心的外傷をのこすことになるけれども、サイコパスに引き起こされるものにくらべればまだ理解できる。

おそらく、連続および累犯《るいはん》的レイプ犯の半分はサイコパスだ。彼らの所業は、さまざまな要因の交錯の結果と見ることができる。性衝動や妄想のはけ口、力や支配に対する欲望、被害者を快楽ないし満足の対象物としてしか見ない感覚など。こうした交錯は、マスコミから〝紙袋レイプ犯〟というあだ名をつけられた男ジョン・アウトンの場合を見ればよくわかる（子供や女性をレイプするとき、かならず紙袋をかぶっていた）。アウトンは、司法精神科医によって、サイコパス、すなわち良心に欠け、人を操作することがうまく、自己中心的で、不実で、愛情を受け入れる能力に欠けている人格であると同時に、「被害者に心理的プレッシャーをかけることによって性的興奮を得る」性的サディストであると診断された。

また、最近では家庭内暴力に対して一般の認識が広がり、それを容認しない風潮がおおいに高まってきた。その結果、アメリカではそのような粗暴な者を家族が思い切って告訴したり、法廷命令による治療を受けさせたりしている。配偶者に暴力をふるう原因や力学は複雑で、経済的、社会的、心理的要因が山ほどあるが、妻にしつこく暴力をくり返す者のなかにはサイコパスが大勢いる、という証拠がいくつかある。

最近私たちは、配偶者に暴力をふるう者を治療するプログラムに自主的に、または法廷命令で参加している男性たちに、《精神病質チェックリスト》のテストを受けさせた。その結果、そのなかの二十五パーセントの男性はサイコパスであることがわかった。刑務所内の受刑者のなかのサイコパスの比率と、ほぼ同じだ。治療プログラムを受けていない精神病質的暴力亭主の比率がどれくらいかはわからないが、すくなくとも同じくらい高いのではないだろうか。

継続的に妻に暴力を働く大勢の男性は、サイコパスである可能性が高いという指摘がなされても、治療プログラムには重大な問題がのこっている。サイコパスは、行動を改めることを執拗に拒《こば》むからだ。暴力的な夫を治療するプログラムを運営していく財源は限られているし、多くの治療プログラムには長い順番待ちのリストがある。サイコパスは、ほかの男性にくらべて自分の行動を変えようとするより、裁判所にうまく取り入ろうとして、この種のプログラムに参加する傾向が強い。そしてほかの者よりも、そこで自己改善をはかろうとする意欲がない。

さらに言えば、サイコパスはまちがいなくそのようなプログラムを混乱させる。しかし、おそらくそのようなセラピーにサイコパスを送りこんだ結果いちばん心配されることは、暴力亭主の妻がこれでもう安全だと勘ちがいすることだ。「夫はもうなおったのよ。いまはすっかり心を入れ替えているはずだわ」と妻は考え、虐待に終止符を打つチャンスを逸《いっ》してしまう。

ある男性が内縁の妻に暴行したかどで起訴され、裁判所の命令で、暴力的な夫のためのグループ・セラピーに参加することになった。外面《そとづら》がよくてチャーミングな彼は、妻と口論しているうちに激昂《げっこう》して、不幸なことではあったがつい手が出てしまったのだと弁解した。けれども、警察の報告書によれば、彼は妻の目に黒いあざをつくり、鼻の骨を折るほど強くなぐっていて、しかもほかの多くの女性にも同様の暴力をふるってきていた。最初のセラピーに先立っておこなわれた面接で、彼は自分の問題を理解していると言い、自分には怒りをコントロールする術《すべ》を学ぶことが必要だと言った。それから、家庭内暴力にまつわる心理学的力学や理論について一席ぶち、このグループ・セラピーが自分にあまり役立つとは思えないが、こうした問題をどう考えたらいいのか、ほかの人たちの助けになることはできるだろうと偉そうに述べた。

最初のセラピーで、彼は自分が落下傘兵としてヴェトナムに従軍していたと語り、その後コロンビア大学で経営管理学修士号を取り、いくつか企業を興《おこ》して成功させたと言った。ただし、こまかいことを訊かれるとお茶を濁《にご》した。また、警察の世話になったことなどはじめてだと言った。グループのリーダー（セラピスト）が、窃盗や詐欺や横領でも起訴されたことがあるではないかと言うと、彼はにっこり笑って、すべてつまらない誤解から生まれたことだ、と答えた。

彼はグループ討論を仕切り、ほかの男性たちの心理状態を、薄っぺらな〝お手軽心理学〟で分析してみせたりした。グループのリーダーは彼をおもしろい人物だと思っていたが、ほかの大半の人たちは、彼のわけ知り顔の尊大さや攻撃的な態度にうんざりしていた。数回のセラピーがおこなわれたあと、彼はグループに参加しなくなり、伝えられるところによれば、街をはなれた。法廷命令に対する完全な違反だった。コロンビア大学を卒業したとか、ヴェトナムに従軍したとかいう話は、のちにまったくのでたらめであることがわかった。

彼らの行動は予見できるのか？

〝ドクタ・デス〟と異名をとる司法精神科医ジェイムズ・グリグスンは、テキサスで重要な殺人事件の裁判があるたびに、殺人を犯すサイコパスはかならず再度殺人を犯す、と判で押したような証言をくり返している。だからいつまでたっても死刑囚監房に入る受刑者が減らないのだ、と。

グリグスンの確信は、犯罪行為や暴力が正確には予見不可能という、多くの臨床家や政策担当者の信念と衝突している。

だが、例によって、真実はこうした両極端のあいだに存在するのだ。過去に犯罪を犯したり暴力をふるったことがある者は、ほかの人間よりも危険だ、ということを理解するのに天才的な頭脳などいらない。ある個人が将来なにをするか予見するには、その人が過去になにをしたかにかかっている。それは、司法制度がおこなってきた多くの決定の基盤となった一般原則だ。

最近のすくなくとも半ダースにおよぶ研究が示していることだが、犯罪や暴力行為の予見は、行為者がたとえば《精神病質チェックリスト》によって鑑定されたサイコパスかどうかを知ることで、かなり可能になってきている。この研究は、連邦刑務所から釈放された犯罪者の累犯率《るいはんりつ》（新たに犯罪を重ねるかどうか）を追跡したものだ。

●サイコパスの累犯率は、ほかの犯罪者の約二倍である。
●サイコパスの暴力的な累犯率は、ほかの犯罪者の三倍である。

一般の人びとにもっとも関心のあるところは、性犯罪を犯した者が釈放されたときのことだろう。まえにも指摘したように、サイコパスの性犯罪とそうでない者の性犯罪を区別することは重要だ。仮釈放委員会にはとくに知っておいてもらいたいが、この区別の重要性は、集中的な治療プログラムのあとに刑務所を釈放されたレイプ犯の最近の追跡調査でもはっきりした。その追跡調査によると、釈放された男のほぼ三分の一が、ふたたび同じ犯罪を犯していた。また、レイプ犯の大半は《精神病質チェックリスト》で高得点をマークし、出所まえペニス周辺に電気測定器を取り付けておこなわれた実験でも、暴力シーンの記述に異常な性的興奮度を示すことが確認された。このふたつの変数、精神病質度および異常な興奮度によって、釈放された受刑者のうち、だれがふたたびレイプをおこなうか予見してみたところ、四回の実験で三度の予見が的中した。こうした結果から、司法当局はいま精神病質と累犯性と暴力のあいだの関係に新たな興味を示している。

サイコパスの生い立ち

子供のころから知っている身内や友人のことをちょっと考えてもらいたい。内気で引っこみ思案だったガールフレンド、外向的で社交的だった兄弟、早口で軽薄だったいとこ、奔放で怒りっぽく攻撃的だった隣人。彼らは、十歳のころどんなようすだったろうか？

人間は場合によって著しく変われるものだが、多くの人格特性や行動パターンは一生ついてまわるものだ。たとえば、自分の影をこわがっていた少年は、長じても、タフでおそれを知らぬ戦士というよりは、臆病で心配性のおとなになりがちだ。人間の人格や行動は幼いころに固定してしまうわけではないし、成長や成熟や経験がどんなおとなになるかをきめる強い要因でもないが、環境に左右されながら、それがある程度継続することは考えられる。たとえば、犯罪という観点から見ると、子供のころの臆病さ、落ちつきのなさ、攻撃性はおどろくほど長続きして、すくなくとも成人期の初期までは継続すると数人の研究者が認めている。

だとすれば、成人のサイコパスの反社会的行為および犯罪行為は、はじめに子供時代に現われる行動パターンから引き継がれているとしても驚くにあたらない。けれども、この継続の先では興味深いことがおこっている。

●平均的に、サイコパスの犯罪行為は年齢が四十歳前後になるまで高い件数で継続し、そのあとは急激に減少する。

●この減少は、暴力的な犯罪行為よりも暴力を伴わない犯罪行為の場合に著しい。

中年になったサイコパスの反社会的行動の減少はいったいどう説明がつくのだろうか？　納得できるような説明はいくつかなされてきた。彼らは〝燃え尽きた〟、成熟した、刑務所に入ることや法律と摩擦をおこすことに疲れた、司法制度をすり抜ける新たな方法を見つけた、自分を理解してくれる人を見つけた、自分や世の中に対する見かたを変えた、など。

しかし、齢を重ねたサイコパスは社会にあまり脅威を与えない、という結論を出すまえに、以下のことをちょっと考えてほしい。

●サイコパスは中年になって、犯罪から手を引くとはかぎらない。多くは老年になってからも犯罪を犯している。

●犯罪の減少は、人格が基本的に変化したことをかならずしも意味しない。

サイコパスのなかには、死ぬまで犯罪を、とくに暴力犯罪を犯しつづける者がいる。いろいろな研究によると、年齢とともに犯罪行為を犯さなくなった者の多くも、第三章で述べた人格特性はまったく変わっていない。つまり、彼らは自己中心的で、感情が浅く、人を操作することがうまく、冷酷でありつづけるのだ。犯罪を犯さなくなったのは、彼らが以前ほどはなはだしく反社会的な方法でなくとも、自分たちの欲求を満たせるようになったからだ。彼らの行動が道徳的で倫理的になったということでは、けっしてない。

したがって、〝更生した〟夫が法律とトラブルをおこさなくなり、以前より自分をだますことがすくなくなり、自分に対して愛情を表現してくれるようになっても、妻は彼が〝ほんとうに変わったのか〟どうか悩むことになる。なにしろ、夫は依然として、めったにどこにいるのかわからないし、なにをしているのかもわからないからだ。もしその夫がサイコパスならば、彼が変わったとはとても言いがたい。

長い犯罪歴および暴力歴をもち、三十五歳のときサイコパスと診断された女性が、人生をやりなおすことを決心した。彼女は刑務所で多くの講座を取って勉強し、四十二歳にして出所するとカウンセリング心理学で大学の学位を取った。彼女は通りをうろついている子供たちの面倒を見はじめて、五年間はどんな犯罪にもかかわらなかった。地域の人びとは、彼女がりっぱに更生したと思った。しかし、彼女は基金を目的以外のことに使ったり同僚や上司を脅したりして、数回、職を解雇されていた。多くの人は、彼女の脅しを重大なものとして受け取り、彼女のしたことを公《おおやけ》にすればまたいろいろと面倒なことが起こりそうだと思い、正式に彼女に対して訴えをおこすことはしなかった。彼女を知る人のなかには、犯罪歴を不幸な社会的条件や運の悪さのせいだと考える人もいたが、ほかの人たちは彼女が昔とすこしも変わっていないと考えた。冷酷で、尊大で、人を操作することがうまく、自己中心的だと。昔との唯一のちがいは、いまはなんとか法律との摩擦をおこさずにすんでいるだけだと、彼らは思っていた。

完璧なスコア

この章を終わるにあたり、べつべつに調査をおこなったふたりの査定者が、《精神病質チェックリスト》で最高得点をマークしたと一致して認めた犯罪者について、すこしコメントを添えておく。これほどの高得点をマークする者は、二百人の重罪犯にひとり以下の割合でしか存在しない。

その人物アールは四十歳で、暴行の罪で三年の刑を受けていた。ふたりの査定者は、彼とおこなった面接を興味深いものと感じ、興奮さえしていた。アールは、ふたりを椅子に釘付けにするほど強烈なエネルギーのようなものを放出していたからだ。と同時に、ふたりは彼のしゃべった内容や、その事務的で気軽な言いかたにショックを受け、嫌悪感をいだいた。査定者のひとりは言っている。「あの男にはほんとに魅了されましたが、彼はほかの惑星からきたとしか思えませんでした。私をすっかり震えあがらせました！」

アールは安定した労働者階級の出身で、四人兄弟のうちの三番めだった。彼の社会との摩擦は、はやくからおこっていた。幼稚園では彼を席につかせようとした先生をフォークで突き刺し、十歳のときには年上の友だちに女の子（十二歳の姉までも）を性的遊びの対象として斡旋《あっせん》し、十三歳のときには親から現金を盗んだり小切手を偽造したりして告発された。「ああ、数ヵ月少年院に入ったよ。でも、つかまるよりもずっと多く逃げまわってたな」

以来アールは、ほとんどありとあらゆることをやってきた。その大半は他人に害を及ぼす犯罪だった。彼の記録は、強盗、交通違反、暴行、レイプ、窃盗、詐欺、不法監禁、ポン引き、殺人未遂などがちりばめられている。にもかかわらず、刑務所で過ごした年数は驚くほど短かった。多くの場合、被害者が証言を拒否したために起訴は取りさげられ、ほかの場合も証拠がなかったり、アールが自分の行為を納得できるように説明したりして、起訴にはいたらなかった。有罪判決を受けたときでさえ、早期に仮釈放の権利を得た。刑務所での行動を見るかぎり、とても納得できないにもかかわらず。

心理学者による報告書には、つぎのように書かれている。「アールに関してもっとも顕著なことは、絶対的な力に対する強い執着である……彼は、自分の意に沿わないかぎり、また威圧したり操ったりすることができないかぎり、他人の存在を認めない。絶えず、他人や状況を利用できるか否かを推《お》し量《はか》っている」ほかの刑務所のファイルは、彼が、力や支配を追い求めながら受刑者と刑務所職員のあいだに引かれた細い線の上を歩き、両方からおそれられ、一目《いちもく》おかれていたことを書きしるしている。彼は脅迫、肉体的暴力、賄賂《わいろ》、ドラッグなどを利用することにひじょうに長《た》けていて、〝自分の身をまもるためや特権を手に入れるために、つねにほかの受刑者たちの弱みを握っている。なにかを得られないかぎり、囚人の掟など彼にはなんの意味もない〟。

彼の女性との付き合いかたは浅く、ほかの行為と同じように略奪的だった。数日で終わった付き合いから何週間かつづいたものまで、数百人にものぼる女性と同棲をし、長年にわたって数えきれないほどの性的関係をもっていた。子供はいったい何人いるのかと尋ねられて、アールは答えている。「知らないね。数人だろう、たぶん。父親らしくしろとさんざん責められてきたが、そのたびに言ってやったよ。〝うるせえ！　そいつがおれの子だってどうしてわかる〟ってな」女性を怯《おび》えさせたり、彼女たちに乱暴するのは日常茶飯事《さはんじ》で、自分の娘にまで性的虐待をはたらき、彼女の女友だちをレイプしたりもした。そして、そのサディスティックな性向は刑務所にまでもちこまれ、そこでは〝攻撃的なホモ〟として名をはせた。

アールの人格のなかでもっとも驚くべき特徴は、その傲慢な態度だ。彼のファイルには、人と接するときの仰々《ぎょうぎょう》しく芝居がかった尊大な態度についての記述が散見される。私の大学の査定者のひとりは、つぎのように書いている。「彼があれほどこわくなかったら、目のまえで彼の厚かましい自己崇拝を笑いとばしてやったことだろう」だが、アールは言う。「おれはいつも他人から、あんたは偉大だとか、あんたにできないことなんかないだろうって言われてる――ときにはおれをからかってるんじゃないかと思うこともあるが、男は自分に自信をもたなくちゃな、そうだろ?」

数年まえ面接がおこなわれたとき、アールは仮釈放の申請中だった。仮釈放委員会へ提出した申請書に、彼はつぎのように書いていた。「私は以前よりずっと分別のある考えかたができるようになりましたが、刑務所にいてはまったく未来が見えません。私には社会に貢献できる用意があります。自分の弱さや強さについても、自分なりにずいぶん分析しました。私は善良な市民になって、穏やかに暮らし、ひとりの女性と末永く愛情に満ちた生活を送りたいと願っています。私は以前よりはるかに正直で、信頼できる人間になったと信じています。現在の私の評判は、厳粛に受けとるべきものです」だが、私が送った面接者は、つぎのようにコメントしている。「アールは何十もの偽名をもつ悪名高い嘘つきとして広く知られていたんですよ。あんな言葉は、私には通用しませせん」

驚くべきことに、刑務所の心理学者と精神科医は、アールが最近刑務所でかなりの更生ぶりを見せてきたと考え、彼に対する所見に基づいて仮釈放しても危険はすくないと考えた。しかし、私の送った面接者のひとりはこう言った。「もしも彼が私に語ったことが半分でもほんとうならば、けっして彼を釈放すべきではありません」アールは、私たちのおこなった調査が絶対に外へもれないことを知っていた。自分自身や他人を傷つけると脅しでもしないかぎり、私たちが法的にも倫理的にも調査結果を関係当局にもらせないことを知っていたのだ。したがって、彼が私たちに見せた仮面は、仮釈放の申請のために見せた仮面よりはるかに正直なものだった。あとでわかったことだが、アールの仮釈放申請は却下され、彼は面接で話したことを外にもらしたと面接者を非難しはじめた。面接者は、外の世界にいるアールの友人たちからの報復をおそれ、ヨーロッパへ長い旅に出て、現在もイングランドで働いている。アールは最近刑務所から出所したから、その面接者はまだ当分国に帰ってくるつもりはない。

第7章　コートのポケットから出てくる言葉

ひとつの言葉でも、書き手によってその重みはちがう。ある者はそれをはらわたからむしり取ってくる。ある者はそれをコートのポケットからひょいと引っぱり出す。

——シャルル・ペギー『ベイシック・ヴェラティーズ』

サイコパスの話を聞いていると、こちらがまごついてしまうような発言が多い。彼らの話はしばしば矛盾だらけだが、それでもつじつまの合わない話はけっこう見逃されてしまう。けれども、最近はサイコパスの言葉づかいについての研究が進み、聞き手がとまどいを感じる原因や、言葉や人をいともかんたんに操る異常な才能について、いろいろとわかってきた。そこで、まず問題点を浮き彫りにするいくつかの例を以下にあげておく。最初の三例は、《精神病質チェックリスト》で高得点をマークした犯罪者の言葉だ。

●暴力を行使した犯罪を犯したことがあるかと訊かれて、窃盗で服役していたある男は答えた。「いや、でも人を殺さなきゃならなかったことはあるよ」

●人をだましたり、たぶらかしたり、嘘をついたり、平気で約束を破ったりしてきたある女性は、仮釈放委員会宛の手紙の結びに、つぎのように書いていた。「私は大勢の人びとをがっかりさせてきました……けれど、そのひとりは名前負けする評判倒れの女でした。それだけはまちがいなくたしかです」

●武装強盗で服役していた男は、目撃者の証言に対して、つぎのように答えた。「彼は嘘をついているんです。おれはあそこにはいなかった。あいつの腐った脳みそを吹きとばしてやりゃよかった」

●ある低俗なテレビ番組に、恥知らずにも年老いた女性をだまして名をはせた詐欺師が出演した。インタヴュアーが、「あなたの場合、してよいことと悪いことの線はいったいどこで引かれているのですか？」と訊くと、彼はこう答えた。「私にだってモラルはありますよ。信じてはもらえないかもしれませんが、私にだってモラルはあるんです」そして、インタヴューアーの質問に対しては、「線引きをどこでするか？　それはいい質問ですよ。ごまかそうとしてるわけじゃありませんが、たしかにそれはいい質問だ」さらに、「あなたは署名欄が空白になっている委任状をブリーフケースにもち歩いているのですか？」と訊かれると、「いや、もち歩いてなんかいませんよ。でも、ブリーフケースには入れてます、たしかに」と答えた。

●コカインはどんな影響を及ぼしたかと訊かれて、テッド・バンディは答えた。「コカイン？　そんなものを吸ったことはないね……コカインなんかやったことはない。一度吸ったことがあるかもしれないが、まるで効かなかったよ。鼻からほんのちょっと吸っただけだからな。あんなものには近づかない。かねがかかりすぎる。だけど、通りをふらふら歩いてて、かねがたっぷりあれば試してみるかもしれない。だけどおれはマリファナしかやらないことにきめてるんだ。おれがやるのは……おれはマリファナたばこを吸うのが大好きでね。それにヴァリウムを飲むのがな。それにもちろん、アルコールもだ」

同じ人間の口から、嘘だけでなく、いくつか矛盾した発言が発せられている。聞き手がとまどってあたりまえだ。まるで、サイコパスはときに自分がなにを言っているのかわからなくなり、たがいにつながらない言葉や考えが入り組んできてもいっこうにかまわないかのようだ。

サイコパスはまた、ときに言葉を奇妙な方法でつなげる。たとえば、ジャーナリストと精神病質の連続殺人犯クリフォード・オルスンのつぎのやりとりを考えてみてほしい。「それからおれは、彼女と年一回《アニュアル》のセックスをした」「年に一度の？」「いや。年一回《アニュアル》の(肛門から《アナル》)だ」「まさか。だって彼女は死んでたんだぞ！」「いや、ちがう。彼女はふまじめだった《アンカンシェンシャス》(気絶してた《アンカンシャス》)だけだ」いままでの数多くの体験について訊かれて、オルスンは答えた。「本に書けば五、六冊分になるほどの解毒剤《アンティドウト》(逸話《アネクドウト》)がある——三部作になるほどのな」どんなに〝移住する《マイグレイト》(いいかげんな《デニグレイト》)事実〟を書きたてられても、彼はけっして〝エスケープゴート（スケープゴート）〟にはならないとかたく心にきめていたのだそうだ。

むろん、言葉はかってに口をついて出てくるものではない。言葉は、ひじょうに複雑な精神活動の産物だ。だとすれば、サイコパスの頭脳活動は、彼らの行動と同じくほとんど規制を受けず、因習的なルールに縛られていないのではないかという興味深い可能性が出てくる。つぎに検討する実例は、サイコパスの脳の機能のしかたや言葉と感情のつながりかたが、ほかの人と異なっている証拠を浮かびあがらせている。

連続殺人犯で、有罪判決を受けたエルマー・ウェイン・ヘンリーは、現在仮釈放を申請中だが、自分はいっしょにいた年長の連続殺人犯の犠牲者であり、自分自身はなにも悪いことをしていないと言っている。彼らはふたりして、すくなくとも二十七人の若い男性や少年を殺した。「おれは人の言いなりになるたちなんだ。おれはサイコパスなんかになりたくないし、人殺しなんかにもなりたくない。おれはまともな人間になりたいんだ」

ここで、インタヴュアーとヘンリーのあいだで交わされた以下のやりとりについて、ちょっと考えてもらいたい。インタヴュアーが言う。「あなたは自分が連続殺人犯の被害者だと言いますが、記録を見ると連続殺人犯なのはあなたですよ」ヘンリーは答える。「ちがうね」「あなたは連続殺人犯じゃない？」インタヴュアーは信じられないといったような口調で問いかけるが、それに対してヘンリーはつぎのように答える。「おれは連続殺人犯じゃない」インタヴュアーはさらに突っこむ。「あなたは連続殺人犯じゃないと言うが、現実に連続して人を殺してきたじゃないですか」ヘンリーはひどく苛立ちながらも、慇懃《いんぎん》無礼な口調で答える。「いや、それは意味の歪曲《わいきょく》ってやつですよ」
——一九九一年五月八日、CBS《48アワーズ》のインタヴュー

言葉を司《つかさど》るのは？

ほとんどの人の脳は、左右両側で働きがちがい、それぞれべつの機能をもっている。左脳は情報を分析的かつ逐次的《ちくじ》に処理し、言葉を理解したり使用したりするときに重要な役割を果たしている。右脳は情報をいっせいに、全体的に処理する。空間の広がり、イメージ、情緒的体験、言葉の響きなどを知覚する重要な役割を果たす。

おそらく自然は効率を考えて両方にちがった機能を配置したのだろう。たとえば、言葉を駆使したり理解したりする複雑な精神活動は、両側の脳に受けもたせて混乱を招くより、すべて片側の脳に受けもたせたほうが明らかに効率がいい。前者の場合、情報は右と左の脳をいったりきたりしなければならず、処理速度がおくれるばかりかまちがいを犯しやすくなる。

さらに、脳のある部分は、仕事の種類によって優位な管理機能をもたなければならな

い。もし両側の脳がつねに管理を競いあっていたら、その争いが処理の効率を減退させることになる。たとえば、読書障害や吃音《きつおん》などは、脳のそのような状態が原因でおこる。言語中枢は左右相称で両方の脳に配属されているが、双方の脳が競いあうと言葉の理解と産出にさまざまな困難が生じるのだ。

新しい実験によって、精神病質は左右双方の脳による言語処理活動となにか関係があるのではないかとも推測されている。だとすれば、サイコパスが矛盾した発言をしがちなのは、〝権限の線引き〟があいまいなために、言語処理活動に効率の悪さが生じるからではないかとも考えられる。どちらの脳も同じようにひとり舞台を演じようとするため、発言が監査されず、うまく統合されないのではないかと。

もちろん、左右の脳が競いあって言語活動をしているからといって、吃音や読書障害をもった人や左利きの人はサイコパスのように嘘などつかないし、矛盾したことも言わない。明らかに、ほかのなにかも、関係しているのだ。

むなしい言葉

サイコパスと長い付き合いをした大半の人は、常人とのちがいを直感的に察知する。

「夫はいつも私をすごく愛していると言っていました。私もはじめは彼を信じていたんです。私の妹といちゃついているところを見つけたあともね」と語るのは、私たちの被験者のひとりと離婚した女性だ。「私のことなんてまるで好きじゃないんだとわかるまで、ずいぶん時間がかかりました。だって、私に乱暴したあとでかならず、〝ごめんよ、おまえを愛していることはわかってるだろう〟って言うんですもの。でも、いま思えば安っぽい映画の台詞そのままね！」

こうしたことは、サイコパスを扱ったことのある臨床家にとっては、驚くべきことでもなんでもない。以下は、精神病質に関する臨床調査報告書からの引用だ。

●サイコパスは言葉を知っているが、その響きを知らない。

●伝達と理解の相互性という概念は、感覚的にサイコパスの理解の域を越えている。サイコパスは、言葉の表面的意味しか知らない。

●サイコパスは、自分にはほとんど意味のない言葉、すなわち形骸化した言葉だけをじつに流暢《りゅうちょう》に操る……自分には判断力や社会感覚があるなどと言っても、それはたんに字面《じづら》をならべたにすぎない。

こうした臨床的観察は、サイコパスの謎の核心に迫っている。情緒的な深みが欠落した二次元的な言葉しか、彼らにはないのだ。かんたんなたとえをもち出して説明するとわかりやすいだろう。たとえば、色を識別できない人でも、色のついた世界がどう機能しているのか学習して知っている。そういう人は〝とまれ〟の明かりが信号機のどこにあるか知っていて、赤信号を見て停止したと言うときには、じつは明かりがついていた場所を見て停止したのだ。一部の人々に色の識別能力が欠けているように、サイコパスには情緒体験を享受《きょうじゅ》する重要な能力が欠落している。けれども、言葉だけは学んで、ほんとうは理解できていない体験を他の人と同じように語ってみせる。クレックレーはこう言っている。「精神病質であろうと、ごくふつうの言葉の使いかたを学ぶことはできる……［そして］そのうちに感情を表わす身ぶりをうまく再現してみせることを学んでいく……しかし、感情そのものは伝わっていかない」

どうしてそんな犯罪を犯したのかと、女性の面接者に質問された精神病質の殺人犯は、とりわけ残酷な数件の殺人および死体切断について、微に入《い》り細《さい》をうがち語りはじめた。だが、彼の生々しい説明にもかかわらず、言葉にはまったく感情が感じられなかった。まるで、野球の話をしているみたいだった。はじめ、面接者はなんの判断もくださないよう努め、職業的な関心だけをもって話を聞いていた。しかし、ついに嫌悪感が顔に出てしまったとき、彼は話を途中でやめて言った。「ああ、たしかにひどいありさまだったよ。おれもほんとに気分が悪かった。きっと一時的に正気を失ってたんだ」たいていの人と同じように、サイコパスもときには感動やショックを受けたようなことを言い、そのようにふるまったりする。けれども、彼らには感情というものが希薄なので、自分の言ったことが相手に衝撃を与えたことを直感的に理解しない。彼らは聞き手の反応を〝キュー・カード〟として利用し、その状況で自分がどう感じてみせればいいのかを判断するにすぎない。

最近の学術研究は、こうした臨床的観察を裏付けている。この研究は、中立的な言葉は感情的な言葉よりも情報を伝えにくい、という一般的な事実を前提におこなわれたものだ。たとえば「紙」という言葉には辞書にある意味しかないが、「死」という言葉には、辞書にある意味のほかに、感情に訴えるあまり心地よくない暗示的意味がある。感情的な言葉には、明らかにほかの言葉よりも〝インパクト〟があるのだ。

画面にアルファベットがちらちらしているコンピュータのまえにすわっている自分を想像してみてほしい。あなたの頭には電極が取り付けられ、それが脳波計に接続されている。また、画面のアルファベットは辞書にあるごくふつうの言葉を綴っているものもあれば、言葉になっていない無意味なシラブルでしかないものもある。たとえば、TREEはひとつの言葉を形成しているが、RETEは同じアルファベットを使っていても言葉を形成していない。あなたは、ほんものの言葉が画面に出たと思ったら、できるだけはやくボタンを押さなければならない。このときコンピュータは、言葉を識別するのにどれくらい時間がかかったか計り、脳の反応を分析する。

おそらく、たいていの人は、たとえば「紙」という言葉より「死」という言葉にいちはやく反応してボタンを押すにちがいない。言葉が内包する感情的な意味は、意思決定プロセスに大きな推進力を与えると思われているからだ。と同時に、感情的な言葉は中立的な言葉より脳に大きな反応を引き起こす。感情的な言葉に含まれる比較的大きな情報量に反応するのだ。

この観察調査を刑務所の受刑者に対しておこなってみると、サイコパスでない受刑者は正常な反応、つまり中立的な言葉よりも感情的な言葉に対してよりすばやく、より大きな反応を見せたが、サイコパスはちがった。彼らは、感情的な言葉がまるで中立的な言葉ででもあるかのような反応を見せたのだ。この劇的な発見は、サイコパスの場合、言葉がほかの人たちと同じ感情的および情緒的な色彩をもっていない、という主張を強く裏付けることになった。私たちの大半にとって、言葉は力強い感情を顕在化させる力をもっている。たとえば、「癌《がん》」という言葉は病気の症状を喚起させるだけでなく、恐怖とか、不安とか、発病したらどうなるのかというような精神的に不穏なイメージをも喚起させる。しかし、サイコパスには、その言葉もただの言葉でしかない。

脳の働きを映し出すテクノロジーは、サイコパスの情緒活動を新たに見きわめるエキサイティングな可能性を開いた。ニューヨークにあるマウント・サイナイ医療センターとブロンクス復員軍人医療センターでは、精神科医のジョーン・イントレイターに率いられて、共同調査プロジェクトがおこなわれているが、最近私たちはそのなかで、サイコパスと正常な人がさまざまな作業をしているあいだの脳の働きについて調べはじめた。この実験的プロジェクト（一九九三年五月にサンフランシスコで開かれた生物学的精神医学、およびアメリカ精神医学会の定例集会で提案された）で私たちがまず発見したのは、感情的な言葉を処理するときに使う脳の部分が、常人とサイコパスではちがっているのではないかということだった。もしもこの実験結果が反復され、ほかの情緒活動にもあてはまるとなれば、サイコパスは感情的なことの処理のしかたにしろ、脳自体の処理メカニズムにしろ、一般の人と異なっているのではないかという可能性が出てくる。いずれにせよ、現在よりもサイコパスの謎についての解明にかなり近づくことができるはずだ。

三人の子供を銃で撃ったことを自分の側から書いた本のなかで、E・ダイアン・ダウンズは愛のない、セックスだけを媒介《ばいかい》とした、大勢の男たちとのでたらめな関係について綴っている。ロバート・バータルッチーニ（バート）に宛てた手紙のなかで、彼女は「永遠の愛を約束して、いつまでもこの身を捧げることを誓った。あれは男たちとのゲームだった。そしてバートとやったゲームがいちばんうまくいった」と書いている。子供たちを撃ったあと、彼女はジェイスン・レディングと関係をもち、今度はつぎのように書いている。「でも、バートはもう過去の人で、いまはジェイスンしかいなかった。ほんとのことを言うと、そのときもまだバートに手紙を書いていて、愛していることや、地球上に男は彼しかいないことを伝えていたのだが……彼が手紙を受け取るのを拒みはじめると、私は毎晩ノートブックにその思いを書きためるようになった。たいていは一節か二節で、多く書いてもせいぜい一ページだった。内容はいつもほとんど同じだった。使う言葉がちがうだけだった。〝愛してるわ、バート、あなたはどうしてここにいないの、あなたがほしい、あたしにはあなたしかいない〟……私は飲み物をつくり、熱いバブル・バスにつかりながら、むなしい言葉をバートに書き連ねていた……私はバートのことを考え……しばらくすると、ジェイスンがドアをノックする音が聞こえ、私は飛ぶように階段を駆けおりて彼に会いにいった。バートに対する思いも、階段を降りる私の足どりのようにどこかへ飛んでいってしまった」ダイアンの〝愛を告白するむなしい言葉〟は、まるで執拗にくり返せば願いがかなうかのように、彼女にとってプライドを維持する源《みなもと》になっていた。しかし、すべてのサイコパスの言葉のように、彼女の愛の言葉は最後までむなしいものでしかなかった。なぜなら、彼女には言葉のほんとうの意味を伝える能力が欠けていたからだ。

私は先に、良心を育ててそれを働かせる〝内なる声〟の役割について書いた。良心に〝訴え〟、自らの行動をしっかりと管理し、違犯行為に罪悪感とか良心の呵責を感じさせるのは、感情に裏うちされた思考、想像力、そして心の内部での対話なのだ。サイコパスには、このことが理解できない。彼らにとって、良心は自分以外の人がつくるルール以上のものではなく、それこそがむなしい言葉なのだ。ルールに力をもたせるのに必要な感情が、彼らにはない。なぜなのか？

カナダでもっとも悪名をはせた連続殺人犯クリフォード・オルスンは、十一人の少年や少女を拷問のすえ殺害し、一九八二年一月に終身刑を言いわたされた。彼は、子供のころからこのように反社会的で忌まわしい犯罪に手を染めていた。オルスンほど凶暴で残忍なサイコパスはめったにいないが、彼はサイコパスの原型《プロトタイプ》だと言える。

彼の裁判がおこなわれていたころの新聞記事から、すこし引用してみる。

彼は大の自慢家で、ひどい乱暴者、そのうえ嘘つきで泥棒だった。すぐにかっとなって暴力をふるう男だった。しかし、同時に、他人に取り入ろうとするときはチャーミングで舌のなめらかな男にもなれた……オルスンは、とにかくおしゃべりだった……彼はほんとうに口がうまかった。大言壮語を吐く才能をもっていた……いつだって大ぼらを吹いていた……正真正銘の嘘つきだった……いつだって相手をぎりぎりまで追いこんで試していた。どこまでやれば相手が感情を害すか知りたがった……彼は、人を操ることがうまかった……オルスンは口先がうまかった……彼はあまりに多くの嘘をついてきたから、しばらくして私たちは彼の言うことをなにも信じないようになった。

また、オルスンと話したある記者は言っている。「彼は早口で機関銃のようにしゃべりました……つぎつぎに話が飛躍するんです。自分がタフで一目おかれるべき男であることを証明しようとしている囚人みたいに、如才《じょさい》なくよくぺらぺらとしゃべりましたよ」

彼を知っている人たちによる報告は、とても重要なものだ。彼がなぜ世間知らずの若い犠牲者たちとふたりきりになれたかを、知る手がかりを与えてくれるからだ。オルスンのしたたかさがどれほどのものだったかもわかるだろう。だからこそカナダ政府は、殺された十一人の若い人たちのうち七人の遺体をどこに隠したのか教えれば十万ドル支払う、などと彼に約束したのだった。当然のことながら、大衆はそんな支払いの約束ができていたことを知って、おおいに憤慨した。典型的な新聞の見出しは、つぎのようなものだった。「殺人鬼、遺体のありかを教えて報酬を受け取る。子供の墓を立てるためとはいえ、殺人犯にかねを支払うなどもってのほか」

オルスンは収監されて以来、何年にもわたって犠牲者の家族に手紙を送りつづけ、殺した子供たちについて書き、遺族の悲しみを新たにしてきた。だが、彼は自分のおぞましい犯罪に一度も罪の意識や後悔の念を表わさなかった。それどころか、マスコミや刑務所のシステムや社会の扱いに絶えず不満をぶちまけていた。公判中は、カメラがあると得意になってポーズを取ったりした。極悪非道な犯罪を犯した男というより、重要な有名人になったつもりでいたらしい。一九八三年の一月十五日、ヴァンクーヴァー・サン紙はつぎのように報道した。「大量殺人犯クリフォード・オルスンはサン紙の編集部に手紙を寄こし、われわれが使った写真は認められないと言ってきた……そして、近いうちにもっと新しい、もっと魅力的に写っている写真を送ると書いてきた」

貧しい感情の下にあるもの

サイコパスの言語が左右相称であるならば、つまり左右両方の脳が競いあってそれを管理しているならば、通常は片側の脳によって管理されなければならないほかの処理活動も、左右で競いあって管理されている可能性がある。実際、大半の人の場合は右脳が感情を処理する中心的役割を果たしているけれども、最近の研究では、サイコパスの場合どちらの脳でも感情の処理がうまくできないことがわかっている。なぜそうなるのかは、いまだに謎だ。

テッド・バンディは、中身のなにもないロボットみたいな男だとだれかに言われたとき、ひどく憤慨した。「冗談じゃない。とんでもないぜ！」と、バンディは言ったものだ。「もしおれが感情をもってないだなんて思ってるなら、そいつはまちがいだ。まったくのまちがいだ。おれはまさに感情的な男だし、体じゅう感情だらけさ」けれども彼のほかの発言や、忌まわしい行動に対する説得力のない説明からも、彼をロボットにたとえた表現が的《まと》を射ていることははっきりしている。すべてのサイコパス同様、バンディは自分の感情が乏しいことをぼんやりとしか理解していなかったのだ。

多くの人びとは、自分という人間を理解したり、〝自分の感情と仲よくなったり〟できる、いまはやりのお手軽精神分析に興味を惹かれている。けれどサイコパスにとって、自分で自分を分析することは失敗を運命づけられている。結局のところ、見えてくるのは所有することや目に見えるかたちの成功や力を欲している自己像で、愛や洞察力や憐《れん》憫《びん》の情を欲する自分はちらりとも見えてこない。そういったものは抽象的で、彼らにはほとんど意味がない。

単語づくりゲーム

サイコパスのコミュニケーションの取りかたは、ときとしてなんとなく奇妙で、〝ずれている〟傾向がある。しょっちゅう話題を変えたり、おかしなわき道へのそれかたをしたり、いきなり関連のない語句や文章を口にしたりする。けれども、なんだかまとまりのない話だと思いながらも、聞き手はついうっかり聞き流してしまうことが多い。私たちが調査したある男性のサイコパスは、強く刺激を受けた出来事について話してほしいと頼んだ女性の面接者に対して、つぎのように答えた。

さあ、そいつはむずかしいな。思いつくだけでもいっぱいありすぎる。そういえば、こんなことがあった……そう、赤信号で通りをわたったことがあったんだが、そのとき車は一台も通っていなかった。だったらいいじゃないか。なのにおまわりがなんの理由もなくおれにつっかかってきて、怒鳴りちらすんだ。おれは、ほんとは赤信号を無視したわけじゃなかった。たぶん、黄色だったんだ……なのに、あのおまわりは、なにを怒ってたんだ？　頭にくるのは、おまわりってやつらが、そのう……やつらのほとんどが権力を振りかざすことだ。マッチョにふるまいたがってるってことさ。おれはマッチョってやつが嫌いだ。おれは女にやさしい男なんだよ。あんた、おれをどう思う？　つまりさ、もし刑務所に入ってなかったら……たとえば、パーティかなんかでおれたちが会ってたら……その……おれはあんたにデートを申し込んでた。あんたはきっと、いいわって言ってくれたと思うぜ。そうだろ？

話をしているとき、この男は大きな手振りと大袈裟《おおげさ》な表情をまじえていた。面接者がすっかり面食らうほどの、ドラマティックな話しぶりだった。この面接のヴィデオテープには、話をわき道にそらそうとしているだけでなく、女性の面接者をうわついたやりとりに誘いこもうとしている男の姿と、すっかりまごついている面接者の姿がはっきりと映っていた。

　サイコパスは質問に答えない、あるいは質問にそぐわない答えかたをする。たとえば、私たちが調査したあるサイコパスは、気持ちが浮き沈みすることがあるかと訊かれて、こう答えた。「なに？　浮き沈み？　そうだな、自分はいつも苛立ってるって言うやつらがいるが、やつらだってときにはかなり落ちついて見えることもある。そういうのを気分の浮き沈みっていうんだろうな。こんなことがあったよ……その、気分が落ちこんだことがあったんだ……友だちが遊びにきて、ふたりしてテレビで試合を見てた。それで、おれたちは賭をして、やつが勝った。で、おれはすっかり落ちこんだよ」

　また、サイコパスの話は聞き手がときどき理解に苦しむことがある。「バーで連中と会ったんだ。ひとりはヤクのディーラーで、もうひとりはポン引きだった。やつらがうるさくつきまとったんで、おれはやつに一発浴びせてやったよ」あるサイコパスはそう語ったが、〝一発浴びせ〟られたのはディーラーのほうなのだろうか、それともポン引きのほうなのだろうか？

　もちろん、正常な人でもうまく話ができないことがある。だが、そんなときはいいかげんに話をしていたり、一時的に集中力を欠いていたりすることが大半だ。けれども、サイコパスの場合はもっとひんぱんにそういうことがおこるし、問題はもっと深刻で、おそらくは精神活動（しゃべる内容には関係なく）に根本的な欠陥があることを示唆《しさ》している。異常性を感じさせるのは彼らの言葉や文章の紡《つむ》ぎかたであって、その内容ではない。それとは対照的に、分裂病患者の話は言葉の紡ぎかたも内容も著《いちじる》しく奇妙で、まさに奇怪としか言いようがない。たとえば、私たちの調査を受けたある被験者は、のちに分裂病と診断されたが、つぎの質問に対して以下のように答えている。「気分が浮き沈みすることはありますか？」

私は……人生なんて短くて……その……自分たちはそんな短い時間のために生きてて……だからあるときにいずれは死んでしまうし、それからは……そう……あなたたちだって……私たちだって……まったく新しい層へいくわけで、この世界にいる私たちの問題はすべて解決されるけど、やがて今度は新しい問題と新しい喜びができる……どんな喜びかはよくわからないけど……だって……そんなこと私にわかるわけがないじゃない。

この答えは表現においても内容においても奇妙で、理解するのがむずかしい。まえに記《しる》した同じ質問に対するサイコパスの答えは脱線しがちだし、やはり奇妙だが、はぐらかそうとしていたり軽薄だったりするだけで、すくなくとも意味は察しやすい。

自分に有利になると思ったとき、サイコパスがしばしば仮病を使うことは、よく知られている。たとえば、先にも述べたように、ある受刑者は心理テストの質問に対する答えを故意にゆがめて、精神科病棟に入ることに成功した。

数年まえ、私はサイコパスの連続殺人犯を扱ったハリウッド映画の製作過程で相談を受けたことがあった。監督は正確を期すことにたいへんな努力を払って、自分たちでできるかぎりの調査をおこなっていた。しかし、シナリオライターがある日電話してきて、絶望的な口調で私に言ったのだ。「この役をおもしろく描くにはどうしたらいいんでしょう？　彼の頭のなかに入りこんで、観客も納得するような動機や欲望や悩みを体験してみようとすると、こっちの頭がまっ白になってしまうんですよ。この男たち［物語にはふたりのサイコパスが登場する］はじつによく似ているし、内面を描こうとしてもちっともおもしろみがないんです」

このシナリオライターの言うことは、ある意味で当たっていた。映画や小説に描かれるサイコパスは、二次元的な性格しかもっていなくて、感情的な深みも、複雑で混迷した衝動も、葛藤も、心理的苦悩もないことが多い。まともな人たちはこうした心の襞《ひだ》をもっているからこそ興味深い人間になれるし、ひとりひとりちがった個性が出てくる。ところがサイコパスはつねに薄っぺらな性格として描かれ、彼らのすることはステレオタイプで、むごたらしく、猟奇的で、動機がはっきりしない。そんなふうに描くことばかりに努力が払われる。たとえば『羊たちの沈黙』のハンニバル・レクターはその博学ぶりや、なんでも食べてしまうことで人びとを圧倒した。けれども、なにが彼らをそんな行動に駆りたてるのか、観客や読者にはほとんどわからない。

こうした描きかたは、ある程度、現実を反映しているとも言える。実際に、サイコパスの心のなかをさぐったすべての調査では、無味乾燥な世界が描き出されている。こうした人たちが信奉する人生哲学は、たいてい陳腐で未熟なもので、正常なおとなの人生を豊かにしてくれる多彩な経験が欠けている。

経験豊かな精神科医や心理学者を操作してしまうサイコパスの能力を、もののみごとに描き出しているのは、十六人の人間を殺したチャールズ・ハッチャーについてのテリー・ゲイニーの本『エリックが消えた』だ。六歳の少年を殺したかどで起訴されると、ハッチャーは裁判所と精神病院のあいだをいったりきたりした。裁判所に任命された精神科医たちは、ハッチャーが裁判を受ける能力がないと結論するが、病院の精神科医たちは、彼が裁判を受ける能力があると考える。そんなことが何度もくり返しおこり、たがいに相容《あいい》れない診断の応酬が果てしなくつづくかと思われたあと、ハッチャーはそのゲームにうんざりして、自分の才能を今度は法律家や裁判所を欺くことに向けるのだ。

　けれども、この章で述べてきたことからもわかるように、ときとして被疑者が正気か否かを判定するのがむずかしいのは、サイコパスが人を操ることに長けているからだけではない。面接をおこなっても、サイコパスの話が矛盾だらけで、脱線ばかりして、発言のひとつひとつがつながっていなければ、すぐれた観察眼をもつ臨床家といえども判断に迷ってあたりまえだ。たとえば、ピエロのポゴの扮装をして病気の子供たちを慰問していたシカゴのビジネスマンで、連続殺人犯だったジョン・ウェイン・ゲイシーの裁判では、精神医学的に矛盾した証言がいくつもおこなわれた。検察側の専門家は、ゲイシーがサイコパスで責任能力はあったと証言した。いっぽう、弁護側の専門家は、彼が精神異常で心神喪失状態にあったと証言した。ある心理学者は、彼が異常性欲をもった精神病質ないし反社会性人格で、面接のときも矛盾した発言や言い逃れやつじつま合わせや言い訳ばかりしていたと証言した。ある精神科医は、ゲイシーがおしゃべり好きであることを指摘した。反対尋問のとき、「ゲイシーが堰《せき》を切ったようにしゃべるのは分裂病の特徴である思考障害、〝連合弛《し》緩《かん》〟の表われではないのですか？　ミスタ・ゲイシーはいっぽうで……だれかを殺したと言い、またいっぽうでそんなことはしていないと言う。これは連合弛緩ではないのですか？」と質問されて、その精神科医は答えた。「それはただの嘘だと思います。彼はつぎつぎに嘘をついているので、自分がなにを言ったか記憶していないだけだと思います」陪審員はゲイシーの心神喪失を認めず、死刑が妥当だと評決した。

ゲイシーの〝連合弛緩〟や矛盾した発言や嘘は、うかつさ、聞き手と意思の疎通《そつう》をはかることへの興味の欠如、あるいは聞き手を混乱させる意図からきていることはまちがいない。けれども、この章の文脈に沿って言えば、思考や発言の連続性を自分で監視する能力の欠如、あるいはその能力の混乱に起因するのかもしれない。全体のシナリオのない、一種の単語づくりゲーム。

このことは、重要な問題を提起している。もしもサイコパスの発言がときとして奇異なものだとしたら、彼らはなぜ人を信じさせることができて、人を欺いたり操作したりすることがうまいのだろうか？　なぜ私たちは彼らの発言に一貫性のなさを見抜くことができないのだろうか？　その疑問に簡潔に答えるならば、一見まともな彼らの仮面のせいだということになる。彼らの発言の奇妙さは、うっかりすると気づかないほど巧妙で、まんまとショーを演じきってしまう。私たちは彼らの言うことにだまされているだけでなく、そのしゃべりかたや、それを口にするときに彼らが選択している感情表現にだまされているのだ。

狂気なのか？

矛盾して、つじつまの合わない発言。感情の乏しさ。おそらく読者はいまいらいらしながら疑問を感じていることだろう。彼らは正気なのか？　それとも、狂気か悪かを争う古めかしい裁判論争にまた逆戻りするのか、と。

フロリダでおこなわれた精神医学の会議で、精神病質と言語というテーマで講演したあと、ある司法精神科医が私に近づいてきて、言った。「あなたの研究によれば、サイコパスは精神の病いにかかっていて、昔われわれがあると考えていたような責任能力が、彼らにはないというのですね。いままでは、精神病質の診断は多くの殺人犯にとって〝死との接吻〟だったわけですが、これからは〝生との接吻〟になるんですか？」

興味深い質問だった。先にも述べたように、サイコパスは法的にも精神医学的にも、最近の正気の基準をたしかに満たしている。彼らは社会のルールや、善と悪の慣習的な意味を理解している。自分の行動をコントロールすることもできるし、自分の行為がどんな結果をもたらすかもわかっている。彼らの問題は、こういう知識があるにもかかわらず、しばしば反社会的行動を抑えられないことだ。

それでも、サイコパスにはルールの知識を社会に受け入れられる行動に活《い》かすための精神的、感情的メカニズムが欠けているのではないか、という議論が観察者のあいだでは絶えない。サイコパスは良心を発達させることができず、罪の意識や良心の呵責を体験できず、自分の行動や他人に及ぼす影響を監視することにも困難を感じるのだとしたら、彼らは私たちとくらべてまちがいなく不利な立場にある。彼らはゲームの知的ルールを理解しているが、感情的ルールをまるで意に介さない。〝モラルの狂気〟という古い概念は、理論的には意味があるけれども、犯罪の責任について実際的な決定をくだすときには意味をなさない。私見《しけん》では、サイコパスは自分に責任能力があることを充分承知している。

第8章　クモの巣にとらわれたハエ

賞賛という味付けが充分なされていれば、人はなんでも呑みこみたい誘惑に駆られる。

――モリエール『守銭奴《しゅせんど》』

私たちの大部分は、人間が交流するときの条件やルールを受け入れている。けれども、自分の容姿《ようし》や魅力（それが自然のものであろうと、人為的なものであろうと）を利用して他人を自分の思いどおりにしようとする輩《やから》はかならずいる。もっとも、〝被害者〟がどれだけ強い欲求をもち、どれだけ傷つきやすいかで結果は変わってくる。だが、たいていの場合、その結果は比較的害のないもので、人と人との日常的な交流の範囲内に収まるはずだ。

しかし、そこにサイコパスがからんでくると、被害者が受ける衝撃は破壊的なものになる。サイコパスはいかなる人間どうしの交流も、〝餌をまく〟チャンス、競い合い、あるいは相手の意志を試す機会として見る傾向があり、そこにはひとりの勝者しかいない。彼らの動機は人を操作し、奪うことなのだ。非情に、良心の呵責など感じずに。

詐欺師の使う〝手練手管《てれんてくだ》〟には、ときにひじょうに奇妙な、ばかばかしく思えるものがある。しかし、彼を信じきっている者はそれに微塵《みじん》も疑いをはさまない。五十六歳のエド・ロペスは、六年間にわたってバプティスト教会の牧師を装い、自分はかつて死刑囚監房で神を見つけたのだと主張していた。ロペス自身によると、マフィアの殺人請負《うけおい》会社で十五年間働いてきて、そのあいだに二十八人の人間を殺したが、著名な伝道師ビリー・グレアム師のカウンセリングを受けて改心し、刑務所の職員三百五十人の嘆願によって仮釈放委員会から仮釈放の許可を得たのだという。彼は、そのことを自分の会衆やワシントン州じゅうの教会の信徒たちに説きまわった。だが最近になって、じつを言うと二番めの妻を絞殺し、さらにべつの女性を撲殺し、そのあとガールフレンドを刺したうえ絞め殺し、イリノイ州から高飛びしてきた身であることを認めた。彼の会衆の反応はどうだったか？　なかにはひどく動揺した者もいたが、驚くべきことに彼を支援するため、五千ドルという低い金額に設定された保釈金を募金しようと行進して歩いた者もいた。裁判所は即座にその安い保釈金を考えなおし、イリノイに送還する手続が終わるまで彼を拘置所に収監した。

――一九九二年一月八日付AP通信

目

サイコパスはしばしば話すときにボディ・ランゲージを効果的に使うが、彼らの目の動きを追わずにいることはむずかしい。サイコパスはまた、心理学で言う個人空間《パーソナル・スペース》、すなわち他人が接近してきても不快感を感じない主観的距離をこえて押し入ってくる傾向がある。熱っぽく相手の目を見据えたり、体を乗り出したり、そばに近寄ってきたりして、侵犯してくるのだ。彼らの態度は、概してとても芝居がかっていて相手を当惑させるから、話をしていても気が散ったり、妙に印象づけられたり、相手のペースにはまったり、なんとなくこわい気分になって、話の内容から注意がそれてしまう。「彼がなにを言っているのかはよくわからなかったけど、とにかくとってもすてきなことに聞こえたわ。笑顔がまたすばらしいのよ」と、私たちが調査した、あるサイコパスにだまされた女性は言っている。

私の知り合いは、〝愛情強盗〟に遭った体験を話してくれた。この男は彼女の愛情を盗んで、彼女をコントロールしたり感情的に打ちのめしたりした。「彼の目を見ているとすっかり混乱してしまうので、私はその目をしっかり見られませんでした。あの目の裏になにが隠れているのかわからなかったし、彼がなにを考えていて、なにをもくろんでいるのか、目の表情からはなにも読み取れなかったのです」と、彼女は言っていた。

サイコパスの〝空虚な〟目についてのエピソードは山ほどあるが、彼らの視線がいかに人を不安に陥れるかをじつに生き生きと描写しているのは、いわゆる犯罪実話の本だ。たとえば、『ラスト・ランペイジ』という本のなかで著者のジェイムズ・クラークは、刑務所のシステムをものの見ごとに操り、息子の助けを借りて刑務所から脱走したあげく、さらに殺人を重ねた殺人犯ゲアリー・タイスンについてこう書いている。

しかしゲアリーの体のなかでもっとも驚くべき特徴、ほとんどの人が気がついて絶対に忘れない特徴は、深く奥まった、感情のいっさい現われていない……目だった。その目は、まるで彼が見せるどんな感情とも無関係のようだった。どんな気分でいようとも、怒っていようと愉快な気分でいようと、あるいはその中間の気分でいようと彼の目はつねに同じだった。空虚そのものだった。ゲアリーがなにを考えているのか、なにを感じているのか、目を見ただけで判断するのは不可能だった……あの意地悪な目で熱っぽく見つめられると、相手はたちまちうっとりしたり、落ちつかなくなったりした。ゲアリーについて人がいちばんよくおぼえているのは、あの冷たく険《けわ》しい目だった。

ジョゼフ・ウォンボーの著作『闇にいる悪魔』は、同僚教師とその子供ふたりを殺して有罪となったハイスクールのふたりの教師、ウィリアム・ブラッドフィールド（一九八三年に有罪）とジェイ・スミス（一九八六年に有罪）についての本だ。この本には、ふたりの男の目についての言及が異常に数多く見られる。たとえば、ウォンボーは、ブラッドフィールドについてつぎのように書いている。

彼はなにか考えこんでいるようなブルーの目をしていた……彼の視線はとても熱

っぽく、人を射抜くこともできるようだったから、ブルーの瞳は〝詩的〟だとか、〝氷のように冷たい〟だとか、〝人を催眠にかけるようだ〟とか、さまざまに言われていた。ある同僚によれば、「彼は人を射抜くようなあのブルーの目で相手を震えあがらせることもできましたよ。あんまり熱っぽいので、ときどき気味が悪いくらいでした」［リック・ギダ（検事）は］ブラッドフィールドににらまれて二歩うしろにさがったことがあると、あるFBI捜査官から聞かされていた。ブラッドフィールドににらまれて、ギダはすくみそうになった。文字どおり、打ち負かされた《フロアード》。彼は床《フロア》にしゃがみこみ、トラヴェラー［犬］とじゃれあった……ブラッドフィールドは、例の目で警官のジャック・ホルツをにらんだ。しかし、ホルツはにらみ返して、言った。「そんな目はインテリにしか効かないぜ」

　同様に興味深いのは、最近ペンシルヴェニアの最高裁判所から、手続に問題があったとして仮釈放を勝ち取ったジェイ・スミスについてのウォンボーの記述だ。スミスの秘書はこう言ったと、そこには書かれている。

> あんな目はめったに見られないでしょうね。感情ってものがまるで表われていな

い目なのよ。魚みたいに冷たい目をした人なら何人か知っているかもしれないけれど、あの人のはそういうのとちがっていたわ。

ウォンボーは、「それは魚の目ではなかった。後年、新聞記者は読者受けを狙ってことさらその目を取りあげたがった。新聞はそれを〝爬虫類の〟目と書いたが、この表現も的確ではなかった」と書いている。そしてのちに、教師全員が「校長の目をどう表現していいかわからずにいた。〝両生類のような〟という形容も考えられたが、それも的を射ているとは言えなかった」

スミスの秘書は、ついに彼の目がなにに似ているかさとったと、ウォンボーは書く。「魚でも、爬虫類でもなく……山羊の目だった！……」「あの人は、闇の王子だ」とある教師は言った。

その目は、教師の発言がほのめかしているように悪魔の化身の目なのだろうか？　現実のなかだろうとフィクションの世界だろうと、連続殺人犯は、たとえばテッド・バンディにしろハンニバル・レクターにしろ、口にするのもはばかられるような信じがたい犯罪を犯している。しかし、殺人とか死体切断など残忍なサイコパスの行動は、明らかな魔性によって引き起こされるというよりも、他人の感情とか幸福などにまったく無関心な人格によって引き起こされるのだ。彼らの目は、感情のない略奪者の目であって、サタンの目ではない。

弱みを嗅ぎつける力

心理的な面でもし相手に弱点がいくつかあれば、サイコパスはかならずそれを見つけだして利用し、相手を傷つけて当惑させたまま放り出していく。以下の例は、サイコパスが相手の脆《もろ》さを見つけだしてそれを利用するじつにみごとな才能をよく表わしている。

●ある面接で、私たちが調査していたサイコパスのひとりである詐欺師は率直に語っている。「仕事にかかるときまず最初にするのは、相手の観察だ。ある角度から相手を見て、弱みを見つけ、なにを必要としているか見定めると、それを与えてやる。それから払い戻しの時間だ。利益ものっけてな。ネジをしっかり締めるってわけだよ」

●先に述べたサイコパスの教師、ウィリアム・ブラッドフィールドは〝きれいな女を追いかけまわしたことは一度もなかった……［彼は］豚がトリュフのにおいを嗅ぎつけるように、餌食となる女性の不安定な精神状態や孤独を嗅ぎつけることができた〟。

●映画『ケープ・フィアー』のなかの寒々しい体育館でのシーンで、ロバート・デ・ニーロが演ずる精神病質の人物は、性の目覚めがはじまった十五歳の少女をうっとりさせ、実際に誘惑した。

孤独な人を情け容赦なく利用するのは、サイコパスのトレードマークだ。私たちの被験者のひとりは、シングルズ・バーで浮かない顔をしている女性をさがし出すのをつねとしていた。そんな女性のひとりと同棲するようになったあと、彼は車をもつべきだと彼女を説得し、自分の車を四千ドルで売ってやるともちかけた。そして、正式な所有権移転の手続が済むまえに、彼女のもとを去っていった。もちろん自分の車といっしょに。彼女はあまりのショックのため、男を告訴することもしなかった。

刑務所に収監されたサイコパスのなかには、孤独な人たちが恋人や結婚相手を求める私事広告欄を利用して犠牲者に近づいた者もいる。数年まえ、私の大学にいた大のシャム猫好きの学生のひとりは、交際申込広告を出したところ、受刑者たちから数通手紙がきたという。そのなかに、以前彼女が精神病質について研究しているとき面接をしたサイコパスがいた。彼が寄こした手紙は華麗な美文調で、あたたかな日没や、雨のなかの長い散歩や、愛情にあふれた関係や、シャム猫の美しさとその謎などを書きつづったものだったが、彼の記録に書かれている両性に対する暴力行為とは不気味な対照をなしていた。

●サイコパスはほとんどの人がもっている〝精神的な悩み〟や自信喪失を見抜き、それを自分に有利になるよう利用する。『羊たちの沈黙』のなかで、トマス・ハリスは〝完璧なサイコパス〟、ハンニバル・レクター博士が、FBI捜査官スターリングの弱点をすばやくみごとに見抜いてそれを利用する場面を描いている。〝ありふれた人間である〟ことへの彼女の恐怖をうまく利用したのだ。

スターリング捜査官はサイコパスを扱うことにかけては初心者だったが、こういう障害を扱うことになれているはずの人たちまでもが、まんまと彼らの罠にはめられてしまう。病院や刑務所で長いこと働いた経験のある精神科医、ソーシャル・ワーカー、看護婦、心理学者は、精神病質の患者や受刑者によって人生をめちゃくちゃにされた職員を、すくなくともひとりは知っているはずだ。あるケースでは、学会でりっぱな評判をとっていながら、現実の社会体験には乏しかったある女性の心理学者が、自分の診《み》ていた精神病質の患者のひとりと駆け落ちしてしまった。二週間後、彼女の銀行口座をすっかり空《から》にし、クレジット・カードまで最大限に使ったあと、この男は彼女を捨てた。いままで築いてきた彼女のキャリアは台なしになり、愛情に満ちた生活に対する夢も崩壊した。マスコミからインタヴューを受けたとき、彼女はそれまでの人生が空虚なものだったので、彼のおだてと甘言《かんげん》に乗ってしまったのだと言っていた。

サイコパスは、〝愛情の細やかな〟女性を見つけだして利用する異常なほどの才能をもっている。換言すれば、母性本能をくすぐることに異常なほど長けている。母性本能をくすぐられやすい女性は、人を助ける職業、たとえば看護とか、福祉関連事業とか、カウンセリングなどの仕事に就《つ》いていることが多く、自分の欠点に気づかなかったり、欠点を棚あげしたりするいっぽうで、他人のいいところをなるべく見ようとする傾向がある。「あの人は問題をかかえているけれど、私が助けになってあげよう」とか、「あの人は子供のころつらい時期を過ごしてきたから、彼を抱きしめてあげられる人が必要なのよ」と、彼女たちは考える。このような女性たちは、自分が助けてあげなければと信じこんでいて、逆にひどい目に遭う。感情的にも肉体的にも、さらには経済的にもすっかり吸いつくされて、捨てられる。

私が気に入っている逸話のひとつは、訪ねてくる女性が絶えないことで評判だった（彼には〝母性本能くすぐり野郎〟という異名があった）ある精神病質の犯罪者についてのものだ。両性に暴力を振るった彼の前科のリストは長いものだったし、とくにハンサムでもなかったし、話がとてもおもしろいというわけでもなかった。しかし、彼には憎めない子供のようなかわいげがあったので、彼に惹きつけられた女性が何人かいた。ある女性によれば、「いつも彼を抱きしめてあげたいと思っていた」また、「彼には母親の慈《いつく》しみが必要だった」と言う女性もいた。

成功したサイコパス

多くのサイコパスは、結局のところ刑務所かなんらかの矯正施設にくり返し入ることになる。典型的なパターンは、つぎからつぎへと職を変え、刑務所に入り、また通りへ戻り、また刑務所を出たり入ったりして、おそらくは精神衛生施設へ入り、すぐにトラブルを起こしたり施設のきまりごとを混乱させたりして施設の職員に愛想をつかされ、そこを追い出されてくる。なんのことはない、へたくそなピンポンのラリーみたいなものだ。

しかし、一度も刑務所に入らないし、ほかの施設にも入らないサイコパスも多い。彼らは法を犯すこともなく、かなりうまくやっているように見える。弁護士として、医者として、精神科医として、学者として、傭兵として、警察官として、カルト教団のリーダーとして、軍人として、実業家として、作家として、芸術家として、エンタテイナーとして。彼らは、すくなくともつかまったり起訴されたりしない。けれど、こういう人たちにしても、平均的なサイコパスの犯罪者と同じく、とても自己中心的で、冷淡で、人を操作することがうまいのだ。しかし学歴が高かったり、家系がよかったり、専門的な職種についていたり、環境がよかったりするおかげで、一見正常に見え、比較的無難にほしいものを手に入れている。

ある解説者は、彼らのような人たちのことを〝成功したサイコパス〟と呼ぶ。この種の人たちは社会に利益をもたらしていると言う者もいる。またある者によれば、このように知的レヴェルの高いサイコパスは、社会の規範を破ることができると同時に、因習的なものの考えかたの境界を超越して絵画や劇場やデザインなどの創造的な仕事で才能の火花を散らすことができる。たしかにそういう議論もあるだろうが、それ以上に彼らは人を失意に陥れたり、他人の人生を踏みにじったり、立ちなおれないほど人をつらい目に遭わせたりし、〝自己を表現する〟欲求に突き動かされながら後悔の念もなく社会をジグザグに歩いていく。

　このような人たちを成功したサイコパスなどと呼ぶよりは、むしろ〝隠れ有罪サイコパス〟と私は呼びたい。結局のところ、彼らの成功は多くの場合、幻想であり、いつだって他人の犠牲の上になりたっているのだから。彼らの行為は法律的には違法ではないけれども、概して伝統的な倫理の規準を犯していて、法律の陽があたらない部分でおこなわれている。非情で、貪欲で、明らかに意識的に平気で悪事を働く人たちとはちがうし、人生のほかの部分では比較的正直で共感を感じることもできるものの、隠れ有罪サイコパスは生活のすべての分野において、サイコパスの犯罪者とほとんど同じ行動や態度を取る。仕事で嘘をつき、相手をだまし、なんの咎《とが》めも受けず、それどころかその仕事ぶりを誉められたりする彼らは、人生のほかの部分でも嘘をつき、人をだましている。

　そのような人間の家族や友人たちが、報復をおそれずに腹を割って自分たちの体験について話しあってみれば、感情的な虐待を受けたり、つきまとわれていやな思いをしたり、裏表のある言動にふりまわされたり、一般的に言う卑劣な行為をされたりした苦い経験が、かならず表に出てくるはずだ。こういうことは、ときどき劇的なかたちで一般の人たちの目にも触れる。〝コミュニティの柱のような存在だった人〟が、たとえば殺人とかレイプとかの重大な犯罪を犯したという鮮烈な事件を思い起こすといい。警察や報道機関が事件を調べていくと、犯人の暗い部分がかならず浮かびあがってくる。そのような事件の多くは、本や映画のなかで鮮明に描かれ、ショックを受けた人たち、および興味をかきたてられた人たちは、きまって「彼はいったいどこで道を踏み誤ったのだろう?」とか、「どうしてこんなことになってしまったのかしら?」と途方に暮れる。

たいていの場合、その犯人は突如〝道を踏み誤った〟のではない。法律の陽のあたらない部分をしばしばのぞいているような人は、いつその淵《ふち》をとび越えてしまってもおかしくない。とどのつまり、いままでは運がよかったり、専門的職種についていたり、もみ消してくれる人、すなわち現実から都合よく目をそむけてくれる恐怖心の強い家族や友人や知人たちがいたりして、表には出にくかった異常な人格構造が自然のなりゆきで犯罪を犯したのだ。以前は司法制度の注意を惹くような犯罪行為として現われなかっただけだ。

たとえば、ジョン・ウェイン・ゲイシー、ジェフリー・マクドナルド、テッド・バンディ、E・ダイアン・ダウンズ、ケヴィン・コー、アンジェロ・ブオーノとケニス・ビアンキ、デイヴィッド・ブラウン、ケニス・テイラーなど、本に書かれてよく知られるようになった人物のセンセーショナルな事件は数多い。

このような人たちを私たちはサイコパスと診断するが、彼らの半生をたどってみればわかるとおり、その障害や行動はある日いきなり開花したのではない。彼らはいまもサイコパスであり、以前もサイコパスだった。

しかし、そう考えると不安になってくる。一般の人たちの目にとまる事例はひじょうに大きな氷山の一角でしかないのではないか、と考えられるからだ。

氷山ののこりの部分は、じつはほとんどどこでも見受けられる。仕事先、家庭、職場、軍隊、芸術界、娯楽産業界、報道機関、学界、ブルーカラーの世界などで。何百万という男や女や子供たちが、毎日サイコパスの手のなかで恐怖や不安や苦痛や屈辱にさいなまれている。

悲劇的なことに、こうした被害者たちは、自分たちがどんな経験をしているのか他人にわかってもらえない。サイコパスは自分に都合のよい好印象を人に与えることがひじょうにうまく、被害者たちこそ加害者であると思いこませることができる。ある女性（四十歳のハイスクールの教師の三番めの妻）は、最近私にこう言った。「夫は五年にわたって私を欺いてきました。そして私に恐怖を与え、私の銀行口座の小切手帳まで偽造しました。でも、私の医者や弁護士や友人たちまで、私が悪いように言うんです。彼は、自分がりっぱな男で、私の気が変になりかかっているのだとみんなに思いこませたので、私まで彼の言い分が正しいのではないかと思いはじめています。彼が私の銀行口座を空っぽにして、十七歳の女子生徒と逃げても、ほとんどの人はそれを信じてくれようとしません。なかには、彼にそんな奇妙な行動を取らせたのは私がなにかしたからではないかと思っている人もいるんです」

おそるべき魅力

私は、多くの人びとが犯罪者に対して強く惹かれることにいつもとまどいを感じてきた。おそらく、多くの場合、私たちは法の反対側に喜んでわたっていこうとする人たちの行動をとおして、ある種のファンタジーを満足させているのだろう。このような〝解放された〟魂は、人びとのヒーローになったり、〝悪〟に対するあこがれを体現できない人びとの役割モデルになったりする。むろん、ほとんどの人はだれでも民衆のヒーローに祭りあげるわけではない。小児性愛者とか、軽窃盗とか、狂った犯罪者とかは、『俺たちに明日はない』や『テルマ&ルイーズ』などの映画に描かれている逃走中の反逆者などのようなヒーローになることは、まずない。

おそろしいほど人を惹きつける彼らの魅力。そのもっとも奇怪な具体例は、おそらく悪名高い殺人犯の裁判中とそのあとに見られる。裁判所にはグルーピーの一団が詰めかけ、大勢が被告に文通を申し込み、熱心な支援者が気炎をあげ、被告に恋するファンが大勢できる。このような〝ならず者に取り憑かれた人びと〟にとって、もっとも惹きつけられるのはセックスがらみで残忍な犯罪を犯したサイコパスの連続殺人犯だ。例をあげると、テッド・バンディ、ケニス・ビアンキ、ジョン・ウェイン・ゲイシー、リチャード・ラミレスなど、みんな熱心なファンの団体をもっていた。このような場合、悪名は名声と混同され、おぞましく冷酷な犯罪者でも有名人になってしまう。巷《ちまた》では連続殺人犯のコミック・ブックや、ボードゲームや、カードなどが商売として売られる。連続殺人犯のカードは、スポーツ・ヒーローのかわりにためこまれる。

サタンを崇拝していた〝ナイト・ストーカー〟、リチャード・ラミレスに関する本のなかで、著者は正式事実審理前審問のあいだじゅう、ラミレスにラヴ・レターと自分の写真を送りつづけていた若い女子学生がいたことを書いている。「すっかり彼に同情してしまったの。彼を見た瞬間、だれも導いてくれる人がいなかったために人生を誤ったハンサムな男に見えたわ」と、彼女は言っていた。

殺人と性的暴行で、終身刑三回の懲役を務めているサイコパスの殺人犯ダニエル・ギングラスは、刑務所の職員を説得して一日だけ釈放された。だが、彼は保護観察官から逃げて、ふたたび逮捕されるまでふたりの人間を殺した。ところが、カリフォルニアのある女性はこの事件を新聞で読み、ギングラスと文通をはじめ、彼と結婚したいと書いた。「写真を見たとたん、彼に同情してしまったの」と、彼女は言っていた。

殺人犯が犯した怪物的犯罪に目をつぶり、そのうえ彼を崇《あが》める人がいるなんて、とたいていの人は思うにちがいない。しかし、犯罪者を献身的に賞賛するような人たちは、自身、精神的悩みをかかえている場合が多い。また、片想いというロマンティックな理由で彼らに入れこむ人もいれば、彼らの悪名や危険性に興味を惹かれたり、たとえば死刑廃止運動のような闘うべき主義主張があって彼らに入れこむ人たちもいる。あるいは、彼らが犯した犯罪は、子供のころに肉体的、情緒的虐待を受けた結果であるとかたく信じて、彼らを支援する人たちもいる。

熱心なファンを惹きつけるのは、凶暴な犯罪で有罪になった悪名高き男性ばかりではない。たとえば、ロレンジア・ベンベネックの冒険談はとくに有名だ。マスコミに〝バンビ〟というニックネームをつけられた彼女は、プレイボーイ誌の元バニー・ガールであり、現役の警察官でもあった。彼女は夫の元妻をミルウォーキーで殺し、有罪になった。だが、刑務所に入った彼女が誕生日を迎えたとき、グランド・ホテルの舞踏室には何百人という人が集まってお祝いのパーティを開いた。彼女が刑務所から脱走すると、それを喜ぶ行進に三百人もの人が集まり、〝走れ、バンビ、走れ〟というプラカードを振って彼女を応援した。彼女はカナダに逃げたが、そこでまもなくつかまった。合衆国からの引き渡し要求があると、審理が何度もだらだらと開かれ、引き渡しは引きのばされたあげく、カナダの世論は、自分が男社会の制度にはめられた無実の被害者だという彼女の主張を受け入れて支援した。カナダ当局は、アメリカの不当な扱いから逃れた政治的逃亡者であるという彼女の主張を検討した結果、それを却下して彼女を合衆国へ送り返した。

彼女はカルト的な支持を集め、現在も多くの雑誌、テレビ番組、数冊の同情的な本（一冊は彼女自身が書いた）に登場しているが、ミルウォーキーの司法当局は、彼女が冷血な殺人犯で狡猾な女であると主張して譲っていない。有罪か否かはともかく、マスコミの報道は、〝もてるものをフルに利用〟した魅惑的な美人に惹きつけられる大衆の愚かさをみごとに反映している。最近になって、はじめの有罪判決は覆《くつがえ》され、裁判のやりなおしが命じられた。彼女は〝不抗争〟の答弁をして減刑を勝ち取ろうとし、結局すでに刑期は務められたという判決がおり、釈放された。そして、トーク・ショーにひっぱりだこになった。

ベンベネックが有名になっていく過程は、エイミー・フィッシャーが一躍スポットライトを浴びたのにくらべると、痛々しいほどおそかった。〝ロング・アイランド・ロリータ〟というあだ名をつけられた彼女は、ボーイフレンド、ジョー・バタフューコの妻の頭を銃で撃って負傷させ、有罪になり、一躍マスコミの寵児《ちょうじ》となるや、いっぺんに三本ものテレビ映画の主人公となった。このうち二本は、同じ夜に放映された。私たちの調査に参加した〝プロの〟犯罪者は、不満そうにこう語った。「彼女は名もないただの少女だった。そしてボーイフレンドの女房を撃ち殺そうとして、しくじった。なのにいまやビッグ・スターだ」

このように有罪となった悪名高い犯罪者を崇《あが》める行為は、ほとんどの場合無害と言っていい。犯罪者が減刑や無罪を勝ち取ることはめったにないし、熱心なファンが危険にさらされることもない。すくなくとも、彼らが熱情を傾ける対象が刑務所にいるかぎりは。サイコパスの毒牙にかかった被害者というよりもむしろ、おぞましいダンス・パーティの参加者のようなものだ。

ゆがんだ現実

人間の本質の暗い面をだれかに代わって体験してもらうのならともかく、サイコパスが自分の欲求を満足させようとすると、喜んでその犠牲者になろうとする人がいるという現実は、なんとも悲しいことだ。自分が利用されていることを、頑として信じない人たちもいる。たとえば、私たちの調査を受けているサイコパスの女性の夫は、妻にだまされているのだという友人の忠告を激しく否定した。彼は、妻がほかの男と逃げたあとまでも、彼女のことを信じつづけていた。認めたくないことを認めない気持ちは、自覚することによって味わわなければならない心の痛みを遮断するには都合のよいメカニズムだが、明らかな真実にまったく目をつぶることに等しい。

現実をゆがめて自分の都合のいいように解釈してしまうと、真実はまったく見えなくなる。私たちの調査を受けているあるサイコパスの元ガールフレンドは、彼の犯罪的行動を男らしさや力強さの表現として見ていた。彼を見るたびに、この女性は男性の完璧に近い理想像を見ているような気になっていた。「とっても繊細で……そのくせ活動的で精力的で……なんにもおそれない人」と、彼女はその男性を表現した。もちろん、彼がイメージとして完璧に演じていた男性像をもののみごとに信じた結果だった。

男性との関係において伝統的な女性の役割をかたくなに信奉している女性は、相手の男性がサイコパスであった場合、ひじょうに困難な状況におかれることになる。あるサイコパスは、幸せな家庭を築きあげるために〝よい妻〟にならなければという強い義務感をもった女性と結婚した。おかげで、彼にとって家庭はあてになる援助を供給してくれる場所となり、彼はそこを基地のようにして自分の計画を実行したり、ほかの女性と短い関係を絶え間なくもったりした。このような場合、妻はふつうなにがおこっているのか知って長く苦しみながらも、とくに子供がいる場合には家庭の安定をなんとか維持しなければならないと考える。自分がもっと努力するか、辛抱して待つかすれば、夫が変わってくれるのではないかと彼女は思う。と同時に、彼女が果たしてきた役割は罪悪感とか自分を責める気持ちを強めてしまう。

司法心理学者のJ・リード・メロイが私に語ってくれたケースでは、あるホワイトカラーのサイコパスが妻に暴力をふるい、彼女に重傷を負わせた。のちに、彼女は日記につぎのように書き、それをメロイに見せた。「彼には特別な世話が必要だ。私はよい妻ではなかった。でも、これからはきっと、きっとよい妻になって、この怒りをもっと前向きの、力強いものに変えてみせる」だが、この女性の、夫への切ないほどのかかわりかたや、貞節で〝きちんとした〟妻であろうとする気概は、現実を正しく見据える力をかえってゆがめ、自信をすべて奪い取っている。言うまでもなく、彼女はこの先一生、裏切りと虐待を経験しながら生きていくことを運命づけられている。

不幸なことに、ほとんど同じことはどんな女性についても、どんな男性についても言える。自分を低く評価し、依存心が強く、主体性に欠けているような人は、サイコパスと親しく付き合うようになる。サイコパスは、肉体的にも心理的にも弱い人、あるいはどんなに傷ついても相手にしがみついていたいと感じるような人をなんの苦もなく利用する。

第9章　生まれつき〝悪い〟子供

「もうわかってるのよ。だから、もう嘘をついてもなんの意味もないの」と、ミセス・ペンマークは娘のローダに言った。「おまえは靴で彼をたたいたのね。だから彼のひたいと手に半月型のアザができてるんだわ」

ローダは、ゆっくりとあとずさりした。目にはやりきれないような当惑した表情が浮かんでいた。それから、彼女はソファに身を投げ、枕に顔を埋め、さめざめと泣きだしたが、指のあいだから母親をのぞき見た。けれども、このパフォーマンスは母親にまったく通じなかった。クリスティンは、新たに冷静な興味をもって娘を見おろした。そして考えた。「この子はまだアマチュアだわ。でも、日に日に演技がうまくなっていく。それどころか、完璧に近くなってきている。あと数年もすれば、きっと演技だなんて信じられなくなる。そうしたら、だれもがこの子を信じてしまうようになるわ」

――ウイリアム・マーチ『悪い種子』

ここでとりあげる文章は、〝悪人として生まれついた〟考えられないほど〝怪物的な〟子供を題材にしてベストセラーになった小説から引いたものだ。この小説は、ローダ・ペンマークという名前の少女の物語で、彼女が級友を殺したときその本性が現われる。

その子供にはつねにどこか奇妙なところがあったが、「彼女の両親は」そのおかしなところを無視して、いつか娘がほかの子供たちと同じようになってくれることを願っていた。もっとも、その願いはいままでのところかなわなかった。やがて、彼女が六歳になったとき、一家はボルティモアへ引っ越し、両親は彼女を進歩的で有名な学校へ入れた。しかし、一年後、学校の校長が彼女に退学を求めてきた。ペンマーク夫人がその理由を問いただすと、校長は、夫人が淡いグレーのコートの襟に付けていた金のタツノオトシゴのブローチにしっかり目を据えながら、まるでそつのなさも忍耐もとっくの昔になくしてしまったかのように、不意に言った。ローダは冷たくて、うぬぼれが強く、みんなのルールではなく自分だけのルールに従って生きているむずかしい子供だと。彼女は口がうまくてじつに嘘が上手であるということも、そのうちにわかったのだと。おたくのお子さんは平均的な子供よりませているところもあるが、べつの面から見るとほとんど成長していない……けれども、こうした理由は学校が決定をくだしたほんのささいな理由だった。学校がローダの放校をきめたほんとうの理由は、彼女が不器用ではあっても、かならずまんまと人のものをかすめ取る泥棒であることがわかったからだった……罪悪感とか子供がもっている不安がまるでなく、むろん人のことを気にかける能力にもまったく欠けていて、自分のことしか考えていないからだった。

『悪い種子』で語られている話は、じつはローダの母親、クリスティン・ペンマークの物語であり、罪の意識の物語だ。クリスティン・ペンマークは、娘が明らかにサイコパスになりかかっていることを直視せざるをえなくなり、自分と思いやりのある夫が築いてきた比較的穏やかで、きちんとして、愛情豊かで希望のもてる家族から、いったいぜんたいどうして子供を殺す娘などができたのだろうと自問する。

一見気味の悪い作品に思えるが、じつは驚くほど人生の真実をついた小説なのだ。サイコパスの親は、どうすることもできずに、子供が自分を全能でどんなことでもできる、と思いこんでゆがんだまま成長していく姿をながめていくことになる。そして、なんとか助けを求めようとして、なりふりかまわずに、つぎからつぎへとカウンセラーやセラピストを訪れるが、なにひとつ役に立たない。親が子供にかける期待は、しだいにうろたえと心の痛みに取って代わられ、何度も何度も彼らは自問する。「私たちがいったいどんな悪いことをしたのだろう？」

若いサイコパス

多くの人びとには、精神病質の子供が存在するということは考えられないかもしれない。しかし、この人格障害はまずひじょうに幼いころに顕著になることがわかっている。新聞で私の短い論文を読んだある母親は、明らかに絶望的な調子でつぎのような手紙を送ってきた。「私の息子はいつも好きかってにふるまい、近づくのさえむずかしい状態です。五歳のとき、息子は正しいこととまちがったことの区別を自分できめてしまいました。だれにも咎《とが》められなければ、それが正しいことであり、見つかって咎められれば、それが悪いことなのだと。そのときから、それが彼の行動の方式になってしまいました。

罰を与えたり、家族で彼を叱ったり、脅したりすかしたり、カウンセリングを受けさせたり、いわゆる〝心理療法キャンプ〟なるものにも参加させましたが、どれひとつ効き目はありませんでした。息子はいま十五歳で、もう七回も逮捕されています」

またべつの母親は、数年まえ養子にした息子に家族が人質に取られている、と書いて寄こした。世渡りのしかたを知り、人を操ったり脅したりできる自分の力に気がつくと、この子は胸が引き裂かれるような混乱した家族ドラマの主役を演じはじめたという。この手紙を書いたころ、母親はちょうど出産をしたところで、彼女も夫もとうてい理解できない養子の息子の存在に幸せを脅かされていた。

子供に〝サイコパス〟という言葉を使うと、それを快く思わない人も大勢いるだろう。子供にそんなレッテルを貼るなんて、道義的にもとんでもないことだと。しかし、臨床経験や経験的調査の結果、この人格障害の素地は子供時代にも存在しうるし、実際に存在していることがはっきりとわかっている。精神病質障害は、成人して突如なんのまえぶれもなく現われてくるのではない。

臨床的な数々のエピソードからわかることは、のちにサイコパスと診断された子供のほとんどの親が、就学まえから子供に深刻な問題があると気づいていることだ。すべての子供は社会の規制に拘束されずに成長をはじめるが、ある種の子供たちは社会に順応していくことを頑強に拒《こば》みつづける。彼らはどういうわけか正常な子供たちと異なっている——気むずかしく、かって気ままで、攻撃的で、嘘がうまい。人となじむのがむずかしく、近づきがたく、感化されたり教えを乞《こ》うことがほとんどなく、いつも社会の寛容さの限界を試している。学校の低学年のころに、正常な発達から逸脱する顕著な特徴は、以下のとおりだ。

- しつこく何度も同じことを言い、いいかげんで、すぐばれるような嘘をつく。
- 他人の感情とか期待とか痛みに無関心か、理解できない。
- 親や教師や規則に反抗的。
- 絶えずトラブルに巻きこまれ、叱責したり罰を与えても応えない。
- ほかの子供や親からものを盗む。
- 攻撃的で、いじめやけんかをくり返す。
- 絶えずずる休みをして、夜ふかしし、家にもいないことが多い。
- 動物を傷つけたり殺したりする。
- 幼くしてセックスを試してみる。
- 破壊行為や放火をする。

そのような子供の親はいつも自問している。「このままいったらどうなるのだろう?」と。社会学の学士号をもつある母親は、娘(かりに、スーザンと呼んでおく)のことを私に相談してきた。「五歳のとき、娘は子猫をトイレに流そうとしました。もう一度それを試みようとしているときに、私が見つけたんです。なのにちっとも反省したようすがなくて、それどころか見つかったことにちょっと腹を立てているようでした。あとで夫にこのことを話しましたところ、夫は冷静にスーザンを問いただしたのですが、娘は知らん顔で自分のしたことを否定しました……まったく、娘のすることなすことわけがわかりません。もっと幼いころから、自分の思いどおりにならないと気がすまない娘でした。好きなようにさせないと、癇癪《かんしゃく》を起こすのです。すっかりばれているのに、平気で嘘をつきました……私たちにはもうひとり子供がいます。スーザンが七歳のとき生まれた息子ですが、娘はいつも残酷なやりかたで息子をいじめていました。たとえば哺乳びんを取りあげて、自分の乳首に息子の唇をこすりつけ、息子が躍起になってそれに吸いつこうとすると、わざと体を引いてしまうのです……娘はいま十三歳で、ときどきかわいらしく後悔したようなそぶりを見せるものの、私たち夫婦は娘のやることにひどく苦しめられています。学校はよくずるけるし、性的にませていて、いつも私の財布からおかねを盗もうとしています」

青年期の行動障害と精神病質

アメリカ精神医学会の診断バイブル、DSM‐Ⅲ‐Rには、子供や青年の精神病質人格についての充分な解説がない。〝社会から見て破壊的であり、多くの場合、その障害をもっている本人たちよりもまわりの人を苦しめる行動が特徴である〟崩壊性行動障害の等級づけにむしろ紙面を割《さ》いている。その下位カテゴリーは、以下のように記載されている。

●注意欠陥・多動障害。まわりへの関心の欠如、衝動性、および多動の程度による不適切な発育によって特徴づけられる。
●行為障害。他人の基本的権利および年齢相応の主たる社会的規範や規則が犯される行為の持続的パターン。
●反抗・挑戦性障害。行為障害に見られるように他人の権利をゆゆしく侵すことはないが、ネガティヴで、敵愾《てきがい》心にあふれ、挑戦的な行動。

この診断カテゴリーは、どれひとつとして若いサイコパスの特徴にぴったりあてはまらない。行為障害が近いけれども、精神病質の診断に欠かせない感情的、精神的、対人関係的人格特性（自己中心的、共感能力や罪悪感や良心の呵責の欠如など）をとらえてはいない。成人のサイコパスのほとんどは、若いとき行為障害の診断基準にあてはまるが、その逆は必ずしもなりたたない。つまり、行為障害をもった子供のほとんどは、おとなのサイコパスにはならないのだ。けれども、行為障害にはおとなに適用される《精神病質チェックリスト》が規定した障害と、実質的には同じような下位カテゴリーがある。すなわち、〝社会との関連に乏しく、ほとんど不安をかかえていず、高いレヴェルの攻撃性をもち、ほかの精神病質の特徴を有している〟という特質だ。

子供も精神病質になりうるもっと直接的な証拠は、最近ふたつの小児病院でおこなわれた調査で明らかになっている。ひとつはアラバマの病院、もうひとつはカリフォルニアの病院だった。ほとんどが六歳から十三歳までの男子を対象におこなわれたこの調査では、子供たちにじつにさまざまな感情的、学習的、行動的問題があった。アラバマ大学のポール・フリック博士に率いられた研究者たちは、《精神病質チェックリスト》に基づいて本書の第三章と四章で語られている人格特性と行動が見られるかどうか、子供たちを調べた。その結果、研究チームはおとなのサイコパスを特徴づけているのと同じ感情的、対人関係的特徴、および社会的異常行動を示す子供たちがいることを発見した。この研究者たちにとっても、うろたえて絶望しかかっている数えきれないほどの親たちにとっても、子供の精神病質がまぎれもない現実となったのだ。

むずかしい挑戦

長じてサイコパスになる子供のほとんどは、とてもはやい時期から教師やカウンセラーの注意を引くようになるが、肝心なのはこうした専門職についている人たちが問題の本質を理解しているかどうかだ。もしも介入することで改善の見込みがあるのなら、なるべくはやい時期にそれはおこなわれなければならない。青年期に入ってからでは、サイコパスになりかかっている行動パターンが改善されるチャンスはすくなくなる。

残念なことに、このような子供たちを相手にしている専門家の多くは、さまざまな理由があってこの問題に真正面から取り組もうとしない。人を攻撃したり、ものを盗んだりする行為など、目につく行動を取り扱ったほうが、複雑に入り組んだ人格障害を取り扱うより楽なので、子供の振るまいだけを問題視する人もいる。また、治療不可能といわれる障害を診断された子供や青年が、これからどんなふうになっていくのか長期間見守ることなど、とてもできないと感じる人もいる。さらには、子供や青年の行動や症状が、正常な行動の延長線上にあり、不適切な育てられかたや劣悪な状況を経験した結果出てきたものだから治療可能だ、と判断することがむずかしい場合もある。子供はまだ未成熟なため、ある程度、自己中心的で、ずるく、ごまかしがうまいものだが、なかなか解決しないどころか、悪化の一途をたどる問題と毎日直面して苦しんでいる親たちにとっては、未成熟という理由など気休めにもならない。

子供に軽々しく人格障害のレッテルを貼るものでないことは、私も承知している。おとなに対しても、同じことだ。おそらく、子供が将来どうなってしまうのかという不安のなかでもっとも大きなものは、〝自己実現的予言〟に対する懸念、かみくだいて言えば、他人から期待されるとそれに沿うよう行動するのではないかという懸念だろう。問題児というレッテルを貼られた子供は、教師、親、友人などまわりの人たちが彼らに対してなんとなく否定的な見かたをするために、ほんとうにそうなるよう自分を追いこんでいくこともありうるのだ。

たとえそのレッテル貼りが充分に科学的だったとしても、軽率だったり有能でなかったりする臨床家が、まちがってそういう診断をくだすことが皆無《かいむ》とは言えない。たとえば、私はある精神科医に分裂病であると診断された若い女性の話を読んだことがある。彼女は両親からほとんど食べ物を与えられていなかったのだが、そのことはあとになってわかった。そして、いったん適切な介護を受けはじめると、彼女は劇的に回復した。ほかにも何百という知られているケースで、あるいは知られていないおそらく無数のケースで、精神医学的にまちがった診断がくだされ、親はいたたまれないような衝撃を受けている。もしも誤診によってほかの治療可能な問題が見逃されているとしたら、それが事態をいっそうひどいものにしていることは想像にかたくない。

他方、精神病質を特定する人格特性の多くないしほとんどを子供がもっていることを見逃した場合、親は学校の校長や精神科医や心理学者やカウンセラーに幾度となく相談にいき、あげくのはてに自分の子供はいったいどこが悪いのか、自分たちはいったいどこが悪かったのかと、答えの見つからない疑問にいつまでもさいなまれることになる。そうすると、不適切な治療やよけいなおせっかいがまかりとおり、経済的にも感情的にも多大な犠牲を払うことになる。

ジェイスン

私たちは最近十三歳から十八歳までの若い男性の犯罪者たちに、《精神病質チェックリスト》の検査をおこなった。その結果、チェックリストの平均的得点は成人の犯罪者よりも高く、二十五パーセント以上が私たちの規定する精神病質の基準にあてはまっていた。とくに遺憾だったのは、もっとも高い得点をマークしたのが、まだわずか十三歳の男の子だったことだ。この男の子ジェイスンは、六歳までに家宅侵入、窃盗、自分より幼い子供たちへの暴行など、重犯罪に何度も手を染めていた。ただ、興味深いことに、彼は臨床的にも行動的にも、私たちが調べた凶暴なおとなのサイコパスと明らかに異なる面をもっていた。典型的な年長のサイコパスよりもオープンな性格で、率直で、自分の信念や態度に身構えたところや不誠実なところがなかった。しかし、この少年の話に耳を傾けていると、そらおそろしい気がした。

なぜ犯罪を犯すのかと訊かれて、親が知的職業に従事している安定した家庭に育ったこの子は、こう答えた。「楽しいからさ。おやじとおふくろはおれがトラブルに巻きこまれると大騒ぎするけど、自分が楽しけりゃ気にしないね。ああ、おれはいつだってワイルドに生きてるんだ」被害者を含む他人については、こう言っている。「ほんとのことを知りたいかい？　こっちが先にやらなきゃ、おれがやられてる」彼が好んでやることは、ホームレスからの盗みだった。とくに、通りにたむろする〝ホモ野郎〟や〝宿な《バッグ》し女性《・レディ》〟やストリート・キッズから。なぜなら、「やつらはいじめられることに慣れっこになっちまってるんだよ。だから警察に泣きついたりもしない……あるときけんかになって、相手がナイフを引き抜いたことがあった。おれはそれを取りあげて、やつの目に突き刺してやった。赤ん坊みたいに泣きじゃくりながらその場を駆けまわってたぜ。情けない野郎だ！」

　彼は就学まえに両親や地元の店からものを盗んだり、ほかの子をいじめてキャンディやおもちゃを取りあげるようになっていた。そして、しばしば口先でトラブルから逃れていた。「親の目をまっすぐ見すえて、嘘八百をならべてやるのさ。おもしろかったぜ。いまだにそれはやってるよ。おふくろなんか、長いことおれの言うことを信用してた」

　社会がジェイスンにひどく振りまわされていることに疑いの余地はない。彼の動機や行動は、なるほどと納得できるものではない。情緒不安定でもないし、神経学的に損傷を受けているわけでもないし、社会的にも物質的にも貧しい環境にいるわけでもない。残念なことだが、児童相談所や、青少年福祉局や、社会福祉局や、少年院や、司法制度で働いているすべての人は、彼のような子供がいることを知っている。こうした問題は、もう何百年も昔から引き継がれてきているのだ。

- そういう子供を私たちはどう理解したらいいのか？
- 社会がこのような子供の権利を守りながら、その行動に反応したり自分を守ったりするにはどうしたらいいのか？

社会の崩壊がこれからもさらに進むのなら、ある種の子供たちが精神病質の特質をもっていることを私たちはもう無視していられない。半世紀まえ、ハーヴェイ・クレックレーとロバート・リンドナーは、世間にサイコパスが存在しているという認識が欠如しているために、社会崩壊はすでにはじまっていると警告していた。今日《こんにち》、学校、裁判所、精神衛生クリニックなど、私たちの社会施設は毎日のようにいろいろなかたちで危機に直面している。にもかかわらず、精神病質に目をつむっている現実は、依然として存在する。唯一望むべきことは、できるだけはやくこの障害について私たちが知るようになることだ。さもないと、私たちは自分たちの生命を脅《おびや》かす障害にこのままバンドエイドを貼りつづけるだけで、社会危機はさらに悪化するだろう。

現代の犯罪と暴力

過去十年、私たちは無視できないおそろしい現実の出現をまのあたりにしてきた。青少年の犯罪が劇的にふえ、私たちの社会施設が脅かされているという現実。とくにひどいのはドラッグの使用と暴力犯罪――殺人、レイプ、強盗、加重暴行――の著《いちじる》しい増加で、しかもこうした犯罪は低年齢化している。かつては心ないおとなの犯罪だった非情な暴力を平気で振るえる十歳以下の子供たちのことを報道で知るたびに、私たちは胸が悪くなり、悲しみに襲われる。ただし、もう驚かなくなってしまった。

心理学者のロルフ・ローバーは、反社会的行動がいったん定着した若者の社会復帰があまり望めないことや、大半の治療プログラムが一時的な成果以上のものをあげられないことなど、すでに知られている事実をあらためて私たちに知らしめている。そして、非行少年の行動に関するデータばかりに重きをおいてしばしば忘れられがちな問題点を指摘している。「一九六〇年代と一九七〇年代に顕著になってきた青少年の行動障害のレヴェルは、その世代が親になったとき、つぎの世代をまともに育てていけるのだろうかという不安をかきたてる。こうした障害を負い、ある習慣を身につけてしまった子供は、つぎの世代が反社会的になる可能性に強い影響を与えるであろう」

ローバーはまた、犯罪へいたるにはしっかりと確立された経路がいくつかあり、できるだけはやくその経路を遮断するためにあらゆる努力を注がないのは筋のとおらない話だし、愚かなことだと言っている。同じ理屈は、精神病質にもあてはまる。

ケン・マギッドおよびキャロル・マケルヴィは、若い人たちのあいだに芽生えてきた新たな犯罪の性質をすくなくとも部分的に説明するため、精神病質の概念を使っている。その質を具体的に明示しようとして、彼らは全国の新聞から抜き出した最近の不穏《ふおん》な見出しのリストを提示している。

●コロラドのティーンエイジャーの男の子は、ふたりの友人が自分の母親を斧やハンマーで惨殺するあいだ、なにもせずじっと待機していた。

●フロリダの警察は、三歳の幼児を五階の階段から投げ落とした五歳の子供が、その結果どうなるかわかっていてやったのかどうか、判断しかねている。

●カンザス・シティの警察は、誕生パーティを計画している最中の妹と母親を殺した嫉妬深い十二歳の子供にどう対処すべきか悩んでいる。

●セント・ルイスの裕福な界隈出身の十一歳の少女は、十歳の遊び友だちに自宅の庭から出ていくよう命令した。その子が出ていかないと、女の子は彼を両親の銃で撃った。男の子は、手術の甲斐なく死亡した。

●生後三週間の双子のうちのひとりが、遊んでいる最中に誤って四歳の姉を引っかくと、その少女は弟たちをふたりとも床に投げつけて殺した。

このリストに、私はまだいくらでも付け足すことができる。たとえば、この本を書いている時点で、西部のある小さな町では、ナイフの切っ先を突きつけてほかの子供に乱暴してレイプした九歳の男の子をどう取り扱うべきかけんめいに考えている。幼すぎて彼を起訴することはできないし、さりとて保護施設に入れることもできない。なにしろ、「そのような措置が取られるのは子供が危険にさらされているときで、彼は被害者ではないから」だと、子供の保護官は言っている。

このようなおそろしい出来事は、よくある事故でもないし、時間がたてば矯正される正常な子供の行為が拡大されたものでもない。この種の出来事は、サイコパスの人格特性が幼いころに現われるという事実を受け入れてはじめて納得がいく。考えたくもないことだが、事実を事実として受け入れれば、この障害を一生のものとして研究する道が開ける。効果的な介入手段を開発しようとするなら、その研究はひじょうに重要だ。そうすれば、この障害をもったどういう子供が将来詐欺師になり、どういう子供が凶暴な犯罪者になり、どういう子供がモラルに欠けたいかがわしい実業家や政治家や専門家になり、どういう子供がそれなりに生産的な社会の構成員になるのかわかるかもしれない。

原　因

子供の精神病質について考えていくと、たちまちある基本的な疑問にいきあたる。なぜそのような子供ができるのか、という疑問だ。先に述べたように、青年期の多くの男女は、親が粗暴だったり、家庭が貧困だったり、働き口に恵まれなかったり、悪い友だちと付き合ったりというような劣悪な環境におかれると道を踏みはずすが、サイコパスははじめから道を踏みはずしているように見える。なぜなのか？

残念なことに、サイコパスを産む原因は研究者にも依然として不明だ。けれども、精神病質の原因についてのいくつかの初歩的理論は、一考に値する。幅のある理論の片方の端にあるのは、精神病質をあまねく遺伝的かつ生物学的要因の所産とみるものだ。他方、逆の端にある理論は、精神病質が完全に、幼いころの欠陥のある社会環境に起因しているとみるものだ。多くの論争はあるけれども、真実はその中間に存在することはまちがいない。つまり、精神病質的態度や行動は、生物学的要因と環境要因が混じりあった結果として見るのがもっとも正しいのではないだろうか。

自然のいたずら

比較的最近の社会生物学は、精神病質を精神医学的な障害というよりも、遺伝によって決定づけられた種の保存手段の一表現であるというふうに見ている。ようするに、社会生物学者に言わせると、人間のおもな役割のひとつは種の保存であるから、サイコパスもつぎの世代に自分たちの遺伝子を受け継がせているにすぎない。たしかに、人間はさまざまな方法で種の保存をはかっている。そして種を保存するために人間がとるひとつの手段は、子供を少数もうけてだいじに育て、彼らが生きのこるチャンスを確保してやることだ。また、全員でなくとも何人かが生きのびられればいいように、子供をいっぱいもうけるという保存手段もある。たとえ養育を怠《なま》けたり、彼らを遺棄したりしても、おそらく何人かは生きのこる。サイコパスは、おそらく後者の、極端な種の保存手段を信奉しているのだろう。彼らは、ひんぱんに子供をつくり、子孫の幸せを顧《かえり》みることにほとんどエネルギーを使わない。こうして彼らは、子育てに時間や労力をほとんど、あるいはまったく割《さ》かずに遺伝子を伝えていく。

男性のサイコパスにとって、子供をたくさんもつもっとも効果的な方法は、大勢の女性と交わり、すぐに彼女たちを捨てることだ。あまり見栄えがよくなくて、異性を惹きつける魅力のないサイコパスは、積極的に自分を追いかけてくれる相手に恵まれないので、目的を果たすために女性をだましたり、操作したり、たぶらかしたり、自分を偽ったりする。私たちが調査したある被験者である三十歳の詐欺師は、十六歳のときにはじめて女性と同棲してから、以後数十回も同棲をくり返した。彼はロック・ミュージシャンのそばをうろついて、彼らのエージェントだとか、個人的な親友だとか自称していた。しかも、野心に燃える彼らをいまに大スターにしてやるなどとうそぶいてはばからなかった。私が知っているだけでも、彼はそのようなミュージシャンの取り巻きの女性八人と同棲生活を送り、彼女たちが妊娠するとすぐにはなれていった。自分の子供のことをどう思うかと尋ねると、彼は言った。「どう思うもなにもあるもんか。子供は子供さ。それだけだ」

二十一歳のテリーは、裕福でりっぱな家庭に三人兄弟の二番めとして生まれた。兄は医者で、弟はカレッジで奨学金を受けていた。だがテリーは前科一犯で、一年まえ連続して強盗をやって二年の刑期を務めていた。彼は、サイコパスだった。
だれに聞いても、彼の家庭は安定していて、両親はあたたかく愛情豊かで、彼が成功するチャンスはありあまるほどあった。兄弟たちも正直で勤勉だったが、彼だけが〝ふらふらしながら人生を生きていて、人がくれるものはなんでももらって〟いた。両親の希望や期待など彼には関係なく、楽しくやることだけにうつつを抜かしていた。それでも、放縦《ほうじゆう》な青年期を通して、両親は感情的にも経済的にも彼を支えていた。だが、本人は自分の限界を試すかのように法律と摩擦をくり返し（スピード違反、無謀運転、飲酒）、正式な起訴だけをまぬがれていた。二十歳までに、彼はふたりの子供の父親になったが、そのころにはギャンブルとドラッグにのめりこんでいた。そして家族からかねがもらえなくなると、今度は銀行を襲い、つかまって刑務所へ入ったのだ。「おれに助けが必要なとき両親が手をさしのべてくれていたら、おれはこんなところに入っていなかった」と、彼は言った。「こんなところで朽《く》ち果てていく息子を放っておく親なんて、親じゃない」だが、自分の子供のことを訊かれると、彼はこう答えた。「子供たちには会ったこともない。どこかに養子にもらわれていったんじゃないか。おれがそんなことを知るもんか！」

社会生物学者たちも、人間の性的行動が、遺伝子プールに遺伝子をのこすことを意識しておこなわれるものでないことは認めている。自然は私たちに遺伝子をのこす手段をいろいろ授けてくれているのであり、そのうちのひとつが、サイコパスによって利用される〝相手をだます〟やり方なのだ。あるサイコパスの被験者は、子孫を多くのこしたいから大勢の女性と交わり、〝遺伝的な不滅〟を手に入れようとしたのかと訊かれて、大笑いしたあとこう答えた。「なあに、おれは女と一発やるのが好きなだけだよ」

女性のサイコパスの性行動にも、だましのテクニックは利用される。彼女たちは大勢の男性と性的関係をもち、子供の幸せなど顧みない。「子供なんていつだってつくれるもの」と、大勢の愛人のひとりに二歳の娘をなぐり殺されたある女性のサイコパスは、こともなげに答えた（年上のふたりの子供たちは、そのまえに保護施設に引き取られていた)。三人の子供に対する関心が明らかに欠けているのに、また子供をつくりたいと思うのかと訊かれて、彼女は答えた。「だって、あたしは子供が大好きなの」私たちが調査したほかの多くの女性のサイコパスと同じく、子供に対する彼女の愛情表現は行動とまったく相容《あいい》れない。女性のサイコパスは、つぎからつぎへと性交渉の相手を取り替えていくうちに、きまって身体的にも感情的にも子供の世話を怠《おこた》り、あるいはあっさりと子供たちを捨てていく。先にも述べたダイアン・ダウンズの例はその最たるもので、彼女は自分の子供を虐待し、世話を怠り、最後には彼らを銃で撃った。そのあいだ、彼女はだらだらと情事をつづけていた。彼女はまた、かねのために妊娠することに熱心で、〝プロの〟代理母にもなっていた。

もちろん、嘘をつくことや人をだますことが習慣になっているような人びとは、いずれそれを見破られる。すると彼らの力はおおいに減退し、彼らはそそくさとほかの人間、ほかのグループ、ほかの隣人、ほかの町へと移っていく。しょっちゅう移動している遊牧民のような生活や、新しい社会環境にすぐ適応する力は、新たな繁殖地に対する彼らの飽くなき欲求として見ることもできる。

もうひとつのポイント。人をだます能力は、いまのような競争社会のある部分では順応性という価値をもっているのかもしれない。換言すれば、サイコパスはふもとからこつこつと山をのぼっていくのではなく、彼ら独特の人格特性を利用して人の援助を受けながら、成功への階段を駆けあがっていく可能性をも秘めている。

社会生物学的な推論は、直感的にすんなりと受け入れられるある種の説得力をもっているが、科学的にそれを実証するのはむずかしい。こうした説を支持するような証拠のほとんどは、状況証拠的で、エピソードなどに基づくものだからだ。

昔からよく言われてきた生物学的な理論は、サイコパスの場合、なぜだかはわからないが脳構造の発達が異常なほどおそいというものだ。この理論は、ふたつの客観的な現象に基づいている。ひとつは、成人のサイコパスの脳波と、正常な思春期にある青少年の脳波に類似性があるということ。そして、自己中心的、衝動的、わがまま、はやく満足感を手に入れたいという気持ちなど、サイコパスの特徴のいくつかと、子供特有のそのような特徴とに類似点があるということだ。ある研究者から見ると、この点は精神病質が発達の遅延《ちえん》となんら変わりないということになる。たとえば、ハーヴァード大学の心理学者ロバート・キーガンは、クレックレーの〝正気の仮面《マスク・オヴ・サニティ》〟の裏には狂気が隠れているのではなく、九歳から十歳の子供が隠れているにすぎないと言っている。

なかなか興味深い推察だが、脳波は正常なおとなの場合でも眠気や退屈さを感じていればば正確な結果は得られず、ましてサイコパスが検査のとき眠気や退屈さを感じていれば、脳の発達におくれがあるという結果が出かねない。さらに言えば、子供の自己中心性や衝動性と、サイコパスのそれがまったく同じものだとは私には思えない。十歳の正常な子供の人格や動機づけや行動と、サイコパスのそれの区別がつかないという人はほとんどいないのではないだろうか。年齢のちがいがわかっていればなおさらだ。もっと重要なことは、十歳のサイコパスの子供の親で、自分の息子なり娘がごくふつうの十歳の子供と同じだと思っている人など、ほとんどいないということなのだ。

ある興味深い生物学の議論は、精神病質という障害が幼いころに脳、とくに前頭葉に受けた損傷ないし機能障害に由来するものではないかというものだ。前頭葉は高レヴェルな精神活動に大きな役割を果たす器官だが、この議論はサイコパスの行動と、前頭葉に損傷を受けた患者の行動に類似性があることに基づいている。この類似には、長期にわたる計画を立てるのが苦手、欲求不満をがまんすることが不得手、浅い情動、苛立ちと攻撃性、社会的に容認されない行動、そして衝動性などが含まれる。

けれども、最近の研究で、サイコパスの前頭葉には損傷が認められないことがわかっている。さらに言えば、サイコパスと前頭葉に損傷のある患者の類似性は、たんに表面的なものにすぎないのかもしれないし、あるいはすくなくとも、両者にちがいがあることと同程度の重要性しかないかもしれない。それでも、数人の研究者は、前頭葉のある種の機能障害（かならずしも実際の損傷であるとはかぎらない）が、サイコパスの衝動や不穏当な行動を抑制することをしばしば妨げているのではないかと、説得力をもった主張を展開している。前頭葉が行動の規制を決定的に司《つかさど》っていることはまちがいのない事実だから、なんらかの理由があって、たとえば胎児や幼児のころに〝配線まちがい〟があって、前頭葉がサイコパスの行動を規制できないのではないか、という説ももっともなように思える。

養　育

精神病質というものは幼いころの心的外傷《トラウマ》、あるいは有害な体験によって発芽するものだと広く信じられている。経済的貧困、感情的ないし身体的喪失感、虐待、両親からの拒絶、首尾一貫しないしつけなど。残念ながら、このことに関して臨床経験や調査からはほとんどなにもわかっていない。けれども、結局のところ、精神病質が幼いころの社会的、あるいは環境的要因に直接基づいているとするたしかな証拠はどこにも発見できない。

子供を見放したり虐待したりすることは、たしかにおそろしいほどの心理的ダメージの原因になりうる。このようにしてダメージを受けた子供は、しばしば知能指数が低く、鬱《うつ》病になったり、自殺したり、抑圧された感情を行動化したり、ドラッグの問題をかかえたりする危険が高い。ほかの子供より暴力的になって、少年期に逮捕されることも多い。就学まえの子供の場合は、虐待されたり見放された子供のほうが、ほかの子供より怒りやすく、指示に従うことを拒否しがちで、熱意に欠けている。学校に入るころには、多動になりがちで、すぐに注意力散漫になり、自制心に欠け、仲間たちにあまり好かれない。けれども、このような要因はすぐにサイコパスと結びつくものではない。幼いころにかかえたこうした問題を癒《いや》してやれれば、犯罪やほかのかたちの社会的機能障害が劇的に減少するということは、ほぼまちがいない。しかし、サイコパスの数や、彼らの反社会的行動を減少させることにはつながらない。

かわいらしくもおそろしいテス

テレビ向けにつくられたあるドキュメンタリー・フィルムには、心理学者のケン・マギッドが六歳半になるテスを治療している光景が映っている。テスは大きく潤《うる》んだブルーの瞳をして、まえの乳歯が抜けて歯にすき間ができている見た目もかわいい少女だ。このドキュメンタリーには、テスのセラピーのもようを収録した何本ものヴィデオテープが含まれているが、夜間に弟のベンジャミンに与える苦痛についての本人の話は、聞いていて背筋が寒くなるだけでなく、子供の行動というものをどう理解していいのか私たちを途方に暮れさせる。結局親はテスを自室に監禁し、赤ん坊をしっかりと守る措置《そち》を取らねばならなかった。

「ベンジャミンを虐待するテスのおかげで、私たちの生活はみじめなものになりました」と、父親はインタヴュアーに語っている。「はじめはベンジャミンがおなかのぐあいが悪いのかと思っていました。でも、じつはテスが夜に息子のおなかをなぐっていたのです。私たちは、娘の部屋のドアのノブを外から縛っておかなくてはなりませんでした」

テスは、ナイフを何本か盗んだ。「大きくてよく切れるナイフをね」と彼女が言うと、マギッドは小さな患者に向かって、「それを使ってなにをしたかったんだい、テス？」と訊く。少女は、静かに答えた。「ママとベンジャミンを殺したかったの……」

あるとき、ナレーターは凶暴な怒りに取り憑かれたテスの数多くのエピソードのうち、ベンジャミンの頭をくり返しセメントの床にたたきつけた出来事について語った。母親は、テスの手をこじあけて赤ん坊の頭をはなさせなければならなかった。「あたしはやめなかった」テスは不満そうに言った。「ずっとあいつを傷つけつづけてた」

「なにを考えて?」セラピストは訊いた。

「彼を殺すこと」

またあるとき、マギッドは小さな動物をどう扱ったかテスに尋ねた。「ピンで突っついてやったわ。いままでにずいぶんとね」と、少女は言った。「殺してやったのよ」

テスと弟のベンジャミンはともに養子で、愛情豊かな夫婦に引き取られて育てられていた。だが、夫妻はテスの行動に仰天しておそれおののいた。なぜそんなことをするのか理解しようとして、彼らはテスの身元を独自に調査し、その結果姉弟は、自身まだ子供だった親から生まれたこと、そしてとくにテスが赤ん坊時代に想像もできないほどひどい性的虐待を受け、心理的および身体的に遺棄されていたことを突きとめた。

マギッドはこのドキュメンタリー・フィルムのなかで、両親ないしプライマリー・ケアを与える人に対して幼いころに〝愛着《アタッチメント》〟や〝絆〟をもてないと子供たちがどうなるか、そのじつに鮮やかな見本として、テスを紹介している。彼の著作『ハイ・リスク』は一九八七年に出版されたが、心理的にまだ未熟な子供が親になった場合、赤ん坊の誕生から二歳までの発達段階にその子との絆をつくれないと、精神病質を含めて心理的および行動的問題の発達の要因になるという見かたを展開している。

愛着理論は、不安から鬱病、多重人格、分裂病、摂食障害、アルコール依存症、犯罪にいたるまでなんでもすべて説明できるように思えるので、一般の人たちのあいだでは相変わらず人気が高い。けれども、このような経験主義的な理論を支持するほとんどの事例は、幼いころの体験を回想して報告され、明らかに科学的なデータに基づいた信頼できる理論とは異なるものだ。そのうえ、幼いころ愛着を感じるのが困難だった状況と、サイコパスになることとのあいだに相関関係があるという証拠はほとんどない。

だが、拒絶されたり、恵まれなかったり、見放されたり、虐待されたりして、〝絆をつくれなかったこと〟と関連がある外的要因のほとんどは、成長過程でたしかにゆゆしい影響をおよぼす。そして、その結果として出てくるいくつかの症状は、精神病質という障害を規定する特性や人格と似ているかもしれない。

テレビで放映された幼いテスの記録は、たしかに心痛む例だった。しかし、くり返し言うけれども、絆をつくれなかったことが精神病質のほぼ全領域にわたる症状を産む証拠はどこにもないのだ。たとえば、精神病質に特有な、人をだます魅力が備わるとはかぎらない。また、社会的および物理的環境によって感情的に傷ついた人たちにむしろよく見受けられるはずの深刻な心理的衰弱がみられないというのも、かえっておかしい。

精神病質は幼年時代の親との結びつきが希薄だったことに起因すると断言する意見に、私は反対だ。子供のなかには、親との絆を結べないことが精神病質の症状になる者もたしかにいる。だが、このような子供たちは人と絆をつくるのが苦手なだけかもしれない。親やまわりの人に愛着を感じないのは精神病質の結果であり、原因ではないように思える。

こうした可能性は、劣悪な環境や親の育てかたの不適切さがすべての原因だとする人たちに都合よく見過ごされている。若いサイコパスに人生をめちゃくちゃにされた親たちは、それこそ死にものぐるいでその理由を理解しようとし、なんとか息子なり娘をまともに育てようとしてきたにもかかわらず、不公平にも社会からその責任を押しつけられると、なすすべを失って絶望してしまう。いったい自分たちの育てかたのどこが悪かったのだろうかという罪悪感は、けっして実りある結果につながらない。

自然のいたずらと養育の相関関係

精神病質は生物学的な要因と社会的影響力の複雑な、そしてよく理解されていない絡《から》み合いからおこる、という立場を私はとりたい。遺伝的要因は、脳の生物学的機能や、基本的人格構造をつくる一因になっているものの、経験や社会環境にどう反応し、どう交流してきたかによっても影響を受けるからだ。つまり、共感や恐怖を含む感情をまったく経験できない精神病質の特質は、ある部分自然のいたずらによって、と言って悪ければおそらく胎児や幼児のとき受ける未知の生物学的影響によってもたらされ、その結果自制心や良心を培《つちか》う能力や、他人との情緒的な〝つながり〟を育てていく能力が大幅に減退することによって発達すると考えられる。

サイコパスは、固定された軌道に乗ることを運命づけられているわけでも、社会で常軌を逸した役割を果たすよう生まれつくわけでもない。しかし、彼らが生まれつきもった生物学的資質、つまり環境や社会や学習しだいでユニークな人間になるかもしれない生《なま》のままの素材は、はじめから社会化や良心の形成に不向きなようにつくられているのだ。かんたんな比喩を使っていうと、陶芸家は粘土から陶器をつくる（育成）が、その陶器の善し悪しは粘土の質（自然）によってちがってくる。

精神病質は育てかたの悪さや、子供時代の有害な体験ばかりが原因で発生するわけではないけれども、親の育てかたと環境的要因は、この障害の発達や行動表現に影響を与える。安定した家庭で育ち、高等教育を受けて高い社会的地位につける可能性があっても、複雑な精神病質人格特性をもった人たちは詐欺師になったり、いかがわしい実業家や政治家や専門家になったりする。また、同じ特性はもっているが、劣悪な、あるいは不穏な環境に育った者は放浪者になったり、かねのためならなんでもするような人間になったり、あるいは凶暴な犯罪者になったりするのかもしれない。

どのケースにおいても、環境的要因や親の育てかたは、この障害の行動面での発現のしかたを形づくるのにひと役かっているが、じつは共感を感じたり良心を発達させたりする能力に影響を与えることはすくない。どんなに豊かな環境に育っても、他人を気遣ったり、正しいこととまちがったことをしっかり認識する能力はそれだけでは育たないのだ。

こうした見解は、司法制度にも再考を余儀なくさせるだろう。もしかしたら、家庭生活の質は、サイコパスの反社会的行動よりも、一般の人たちの行動に大きな影響を与えているのかもしれないと。最近のいくつかの研究で、私たちは幼いころの家庭環境がサイコパスの犯罪およびほかの人たちの犯罪に与える影響を比較検討してみた。

- サイコパスの家庭環境が、ほかの犯罪者の家庭環境とちがうという証拠はまったくない。いずれにせよ、ほとんどの犯罪者は問題の多い家庭の出身であるからである。

●サイコパスでない犯罪者は、家庭環境の質によって、犯罪行為に手を染める年齢とその深刻さがおおいに異なっていた。すなわち、もめごとをかかえた恵まれない家庭環境出身の者は、まず十五歳ごろにはじめて裁判所に現われるが、いっぽう比較的安定した家庭環境に育った者は、ずっとあとの二十四歳ごろにはじめて裁判所に現われていた。

●ひじょうに対照的なことに、家庭生活の質はサイコパスがはじめて犯罪を犯す年齢にまったくなんの影響も与えていなかった。家庭生活が安定していようと不安定であろうと、サイコパスが最初に裁判所に姿を現わすのは、ほぼ十四歳のころだった。

●サイコパスでない犯罪者の場合、犯罪行為の背景を調べた報告書に矛盾がない。つまり、有害な家庭環境が彼らにはやくから犯罪行為を犯させている。しかしながら、健全な家庭に育ち、兄弟たちは健康的に成長しているのに、サイコパスの場合はその環境が冷淡な自己満足の追求の歯どめになっていない。

●こうした一般的な結論にひとつ重大な例外がある。私たちの調査によると、不安定な家庭背景をもったサイコパスは、安定した家庭背景をもったサイコパスたちよりもはるかに多くの暴力的犯罪を犯してきたいっぽうで、ほかの犯罪者の暴力は背景とほとんど関係がないということだ。社会的体験はサイコパスの行動表現に影響を与えるという私が先に述べた論と、これは一致する。暴力的な行動がまかり通っている物騒で恵まれない背景は、サイコパスに暴力の芽を植えつける。彼らにとって、暴力はほかのかたちの行動と、感情的にはほとんどちがわない。もちろん、ふつうの人も暴力的行動は学習するが、他人に対する同情や、衝動を抑えることをさらによく学習する能力があるので、サイコパスのようにすぐにそれを実行に移しはしない。

カモフラージュ社会

ますます社会不安が広がっていくなかで、精神病質の起源はなにかという問題は不気味にも重要性を増している。最近私が住んでいる町で起きた事件は、青少年犯罪の深刻な増加率の問題だけでなく、その統計の裏にある問題の意味を痛切に感じさせた。十三歳の子供が、十二歳の子供を撲殺《ぼくさつ》し、未成年としては最高の刑である懲役三年の刑を言いわたされた。殺人の動機はなんだったか？　被害者の少年は、加害者が支払った二百五十ドル分のマリファナをわたさなかったのだ。まさにおとなの犯罪そのものだった。

名前が公表されていないその加害者は、人をだますことがうまく、子供のくせに世間ずれしていて、〝はじめから麻薬漬け〟だったという。この殺人事件をとりまく環境の詳細は、ひじょうに重要だ。たとえば、加害者の近所に住む友人たちは、彼のことを学校をよくさぼり、マリファナを吸って、テレビ・ゲームに興じる〝ごくふつうのやつ〟だと語っている……彼はなにか特別な興味をもっていたかという質問に、彼の友人は、万引きだと答えた……保釈審査会で彼の弁護士が語ったところによれば、起訴されている容疑者は八歳のときから他人のアパートに押し入るようになった……この少年は九歳のとき放火をはじめ、この三年ほどは十回も家出をくり返していた……少年は家宅侵入、窃盗、麻薬不法所持で何度か有罪になったこともあった……破壊行為やずる休みで学校から数回停学処分を食らったこともあった……七年生のときには、学校から試験問題を盗んで放校になった……十一歳になるまでには毎日マリファナを吸い、のちにハシシを定期的に、そしてコカインをたまにやるようになった……判決を言いわたすとき、判事はこの少年が一人前の〝反社会的〟行動を取っているという医師たちの所見を引用した。「このような少年はほかの者とちがって罪悪感を感じることもなく、感情移入することにも困難を感じている。概して、彼らはどんなに時間が経過しても変わらない」

もうこんな話は聞き飽きた？　しかし、ばらばらの、しかもわずかな事実報道をもとにして診断をくだすことは私にはできない。この短い報道の重要な点は、幼い殺人犯の人格に診断をくだそうとしていたことではなくて、この殺人という行為をとりまく環境につぎのようなコメントが添えてあったことだ。「［彼が住んでいた］地域で流布《るふ》している噂では、二十人ほどの若者が、犯人はだれなのか知っていたが、だれもなにも言わなかった」

非行少年グループは、いつも若いサイコパスたちに活動の場を提供してきた。彼らが衝動的で、利己的で、無感情で、自己中心的で、攻撃的である傾向は、グループの多くの活動とたやすく調和する。しかも、おあつらえむきときている。実際、暴力的なサイコパスにとってこれほど報われるものが多く、そして罰を受けないですむ活動場所はほかにはありえない。非行グループはドラッグの売買や、窃盗や、脅迫や、恐喝に深くかかわっている。彼らは学校から新しいメンバーを大勢補充し、学校のなかや周囲に自分たちの存在感を誇示しながら、自分たちの影響力や荒々しいパワーをつねに生徒や教師に思い出させている。

社会は非行少年グループがふえつづける現実に警鐘を鳴らしているけれども、彼らが関係した不法行為に対する罰則はしばしばあまりにも軽い。最近のケースでは、非行グループの一員である十五歳の少年ふたりと十六歳の少年ひとりが不法行為をおこなって起訴されたが、ティーンエイジャーの証人の親たちが報復をおそれ、子供に裁判所で証言させることを拒《こば》んだため起訴はほとんど却下された。その罪状には、暴行、自動車窃盗、危険な武器の不法所持、危険な武器での暴行、肉体的危害をもたらした暴行などが含まれていた。警察のスポークスマンは、「犯罪者が証人を脅して自分に対する起訴を取りさげさせるなんて許せないこと」だと声明を出した。そして、非行グループがかかわる起訴には、かならず買収されてしまう証人がいるとも言った。このような少年たちは集団の力を借りて傍若無人《ぼうじゃくぶじん》ぶりを発揮するが、サイコパスにとってもそれはじつに都合がいいことなのだ。

もしも、私たちの社会が《精神病質チェックリスト》にあるいくつかの特性を黙認したり、支援したり、ある場合には実際にその価値を認めたりすれば、すくなくとも学校は〝カモフラージュ社会〟という小さな宇宙になってしまい、そこではほんもののサイコパスがその本性を隠すことができ、自分さえ満足できればいいという破壊的な価値観を追いかけ、一般の生徒たちを危険にさらすことになる。殺人やその犯人を知っていた二十人ほどの若者たちが、理由はどうであれ、口を閉ざしていたことは、なんとも深刻な事態なのだ。つまりは、私たちの社会が精神病質の人格に魅せられるだけでなく、ますますそれを許容するようになっていくかもしれないことを暗示している。さらにこわいのは、〝クール〟だが邪悪なサイコパスたちが、機能しない家族や、正直さとかフェア・プレーとか他人の幸福にほとんど価値をおかない、崩壊しつつあるコミュニティで育った子供たちの、ゆがんだ役割モデルになる可能性があることだ。

「私のどこがいけなかったのか？」

絶望にとらわれながら、「私がどんな悪いことをしたからこの子はこんなふうになってしまったのだろう？」と自問しないサイコパスの親はほとんどいないだろう。

おそらくその答えは、〝なにもしていない〟なのだ。依然として乏《とぼ》しい私たちの研究データを検討してみても、人がなぜサイコパスになるのかはまだわからない。しかし、最近の研究の成果に照らすと、両親の行動にこの障害のいっさいの、あるいは主たる責任があるという一般的な考えかたは遠のいていく。親や環境がまったく関係ないということではない。子育てはこの障害の本質的要因にはなっていないかもしれないが、この症候群がどんなふうに開発され、どんな表現形態をとっていくかには、おおいに関係があるかもしれない。子育てに無頓着な親とか、社会的にも物理的にも好ましくない環境は、まちがいなく潜在的な問題を悪化させ、その結果子供たちの行動パターンを形づくる大きな役割を果たす。このような力の複雑な相互作用は、なぜほんのひと握りのサイコパスが連続殺人犯になり、あとの大多数が〝ごくふつうの〟犯罪者や、いかがわしい実業家や、法律に逆らう人たちになるのか、その理由を解明する手がかりになるかもしれない。

サイコパスの起源はまだあいまいだが、診断方法が改善され、調査も行き届いてきたおかげで、彼らに対処するにはどうしたらいいのかさらによりよい方法が見つかりはじめている。

一九八一年、カリフォルニア州ミルピタスで、ひとりの少年がクラスの十四歳の少女を殺害したあと、十三人の同級生たちは三日間まったく口をきかなかった。そのくせ、この三日のあいだに、このグループはわざわざ死体を見に何度か殺害現場の丘まで足を運ぶのだ。

現実にあった事件に基づいて一九八七年につくられた映画『リバース・エッジ』は、〝空白の世代〟の子供たちの姿を描いたものだ。このようなティーンエイジャーたちの、最近の不気味な寡黙さをまのあたりにしている人たちには、この映画に描かれた子供たちの姿は演じられたものに見えないだろう。巧妙につくられたこの映画は、一般の目からカモフラージュされている若者の放埒《ほうらつ》な下位文化に鋭い洞察の目を向けている。

この子供たちが住んでいる世界は、映画ではめったにリアルに描かれない白人の労働者階級の住む一帯だ。テレビの暴力にどっぷりと浸かったそこの子供たちは、親たちが生活に追われているあいだに秘密の地下世界《アンダーワールド》をつくりあげ、だれにも束縛されずに家庭生活からはみ出ている。日々の生活にきゅうきゅうとして子供たちにかまっていられない親たちは、子供たちが家を出入りするとき、映画のなかでは「おまえなのか？」としか声をかけず、おたがい生活にほとんど接点がない。

映画のなかでいちばん迫力がある場面は、まだ子供たちを見捨てていない教師が、〝クール〟で世をすねたような彼らの生きかたにぶつかっていこうとするシーンだ。同級生が死んだというのになにも言うことはないのかと、彼は生徒たちに問いかけ、なにか言ってくれと懇願さえする。だが、クラスの〝ダサイやつ〟たったひとりが、被害者に対する哀れみを口にしただけだった。ほかの級友たちは、なさけないほど教師の質問にとまどうばかりだった。生徒たちの心がすこしでも揺れ動いたかどうか確かめようと必死になって、教師は警察に殺人事件の供述をした生徒のひとり、クラリッサのほうを向いた。「ジェイミーはきみにとってどんな存在だったか話してごらん……」だが、その少女からの反応は、無感情なにべもない視線だけだった。その少女がなにも感じていないのか、あるいはおとなに気持ちを吐露することを拒んだのか、映画の監督はその答えを観客に預けている。

共感や、同情や、損失といったものになんの理解も示さない態度が、この教師を怒りの発作に駆りたてる。「この教室にいる者は、だれひとり彼女が死んだことをなんとも思っていない……思いやりのあるりっぱなおとなになれるチャンスなのに、この教室にいる者はだれひとり彼女が死んだことをなんとも思っていない。もしなにかを感じていれば、みんなはこんなところにいないで、睡眠不足だろうとなんだろうと、通りでけんめいに彼女を殺した犯人をさがしているだろうからな」

この教師の怒りの爆発によそよそしい反応が返ってきたか？　いや、返ってきたのは沈黙だけ。

たしかに、これは映画の一場面にすぎない。しかし、『リバース・エッジ』に描かれている社会は感情の貧困、衝動性、責任感の欠如、誇大妄想、自己満足にあふれ、おそろしいほど現実の社会を反映している。一九四四年にロバート・リンドナーが言ったように、サイコパスはかつて〝個人の自由のきらめきと輝き〟のある未開拓の地や国境地帯に引きつけられたのに、今日では通りや学校や家庭でさえサイコパスの存在を見逃して放置し、あろうことか、その活動を奨励さえしているのかもしれない。

第10章　致命的な誤診

おれは八年生のとき先生をたたきのめして学校を追い出された。ソーシャル・ワーカーは言った。「この子は貧乏だから、サマー・キャンプにでも送ればいいわ」十七歳のとき、おれはレイプで有罪になった。精神科医は言った。「この子はサイコパスだから、刑務所に送ったほうがいい」それでおれの人生は破壊された。みんなおれを腐っていると思っていたから、おれはそれを証明してやったんだ。

——十一歳のときはじめて凶暴な性犯罪を犯した連続レイプ犯

社会を破壊するような障害に対する理解を高めようとするなら、サイコパスを正確に把握することが必要不可欠だと、私はこの本をとおして言ってきた。けれども、じつはもっとさし迫っただいじな問題がある。サイコパスを効果的に管理したり治療するプログラムを開発するまえに、私たちは彼または彼女がほんとうにサイコパスなのかどうか正しく見きわめなければならない。

仮釈放は妥当か？

一般の人たちは、いくつも前科をもつ犯罪者がやけにはやく刑務所から釈放されたように見えたとき、しばしば当惑する。犯罪者が仮釈放される理由はさまざまだが、たいていは犯罪者が社会に重大な脅威を与えないだろうと仮釈放委員会が判断したときだ。ほとんどの場合、彼らの判断は正しいのだが、ときどき釈明のしようのない悲劇的なまちがいを犯すことがある。たとえば、一九九一年、五月七日のテレビ番組、《ア・カレント・アフェア》で語られたカール・ウェイン・バンティオンのケースを考えてみよう。彼は性犯罪で十五年の懲役刑を言いわたされた十五カ月後、一九九〇年にテキサスの刑務所から釈放された。そして、六週間後、交通整理にあたっていた警官を射殺した。

凶悪な犯罪を犯して長い懲役刑に服しはじめたすぐあとに、どうしてこの男が釈放されたのだろうか？　これではまるで彼が初犯だったかのように見える。彼の前科は、一九六一年にまでさかのぼる。以来、彼は何度も仮釈放違反をくり返してきた。仮釈放などかんたんに手に入るかのように。実際、一九八四年にはふたつの十年の刑を同時執行する判決を言いわたされたにもかかわらず、一九八六年には七回めの仮釈放で出所している。「こんな前科をもっている男が社会に脅威を与えないなんてどうして言えるんです？　明らかにこの男は常習犯ですよ」と、問いつめられて、仮釈放委員会の委員長はこう答えた。「それは判断の問題です」彼はまた、警官が殺されたことに仮釈放委員会はなんの責任もないと言いきった――「母親が彼（バンティオン）を産んだことを責められないのと同じことですよ」

バンティオンのガールフレンドは、彼のことをつぎのように語っている。「彼は知性のある人で、すばらしいユーモアのセンスの持ち主よ。とっても穏やかで、のんびりしていて、紳士なの」彼の性犯罪の被害者も、殺された警官の家族も、おぞましい反社会的な男に対するこの奇妙な評価はとうてい受け入れることができないだろう。テレビのリポーターのデイヴィッド・リー・ミラーが言うように、「愛は盲目かもしれませんが、テキサスの仮釈放委員会のほうはカール・ウェイン・バンティオンの真実の姿を見ることに失敗した言い訳をなんとするのでしょうか？」

バンティオンはサイコパスなのか？　おそらくそうだろう。関係当局が彼の仮釈放申請をちゃんと検討し、仮釈放委員会が彼につけられた診断と犯罪歴をきちんと考慮していたら、バンティオンが釈放されることはまずありえなかったはずだ。カール・バンティオンが突如模範的な市民に変身することなどないと予測するのに、天才の頭など必要ない。

けれども、仮釈放委員会というところは、犯罪行為や精神病質の潜在的力を理解して累犯《るいはん》や暴力行為を予測できる人びとでなく、政治によって任命された、適切な資格をもたない人びとで構成されているという悲しい現実がある。さらには、委員会のメンバーは忙しすぎて、ていねいな仕事ができない。そして多くのケースでは、精神科医や心理学者が提出する報告書を利用することに消極的だったり、あるいはそれにとまどったりしている。そのような報告書を見る機会のあった私は、なぜ早期の釈放を決定するむずかしい判断に、多くの委員たちがそれを役立てようとしないのか理解できた。多くの臨床報告書はあいまいで、専門用語がいっぱい使ってあり、なかには累犯や暴力行為を予見できる経験的能力に欠けている医師の診断書まであった。

正確な診断は犯罪者の分類にひじょうに役に立つ。労働の割り当てをきめるのにも役立つし、どんな治療や介入が適切かきめるのにも役立つし、仮釈放を審査するにも役立つし、日常、職員たちが受刑者と付き合っていく心構えにも役立つ。精神病質という診断がつけば、刑務所から司法精神病院（精神障害をもった犯罪者のための病院）へ移ろうとする受刑者のたくらみを阻止することもできる。男女を問わず、サイコパスを精神病院などへ入れたら、ほかの患者たちに破壊的な影響を与えることは必至《ひっし》だ。もっとも、彼らを病院へ収容すれば、そこの警備管理体制をチェックするのに役立つかもしれない。精神障害をもった犯罪者を収容している北アメリカでいちばん大きな病院、カリフォルニアのアタスカデロ州立病院では、最近患者のひとりが職員を殺害する事件があった。病院の管理者と職員たちは会合を開き、新たな方針を立てることにした。すなわち、《精神病質チェックリスト》で高得点をマークし、暴力歴のある患者は、警備体制のゆるい病院に移してもいいと判定されるまえに、管理者たちによる特別審査を受けなければならない、というものだった。このような審査がおこなわれれば、暴力事件を減らす必要性と、適切な治療を受けられる患者の権利および必要性のあいだのバランスが取れ、職員たちの苦労も軽減されるだろう。

世界じゅうのほとんどの司法制度は、サイコパスを法的にも精神医学的にも正気であると見なしている。ところが、最近オーストラリアの当局は〝攻撃的なサイコパス"、ギャリー・デイヴィッドを刑務所から釈放させない唯一の方法は、彼や彼のような者を精神病と認定する法律を制定することだと決定した。デイヴィッドの違法行為と暴力の長い前歴を検討した最高裁のある判事は、このことを聞いてつぎのように語ったという。「あれほどの前歴をもった者は、精神を病《や》んでいるにちがいなく、もし精神科医がそんなことはないと言うのなら、医者のほうこそ"クレージー"にちがいない」精神科医の団体から抗議声明が出たにもかかわらず、デイヴィッドは精神病と認定され、重警備の精神病院に拘留された。

――ネヴィル・パーカー、"ギャリー・デイヴィッドのケース"
一九九一年《オーストラリアおよびニュージーランド精神医学ジャーナル》

遠距離診断

私はCBSテレビから、精神病質とイラクの大統領サダム・フセインの人格とのあいだになにかつながりがあるかどうかコメントしてほしいと頼まれたことがある。折《おり》しも湾岸戦争まっさかりのときで、一般の人びとは昼も夜もテレビの映像や、どう聞いても敵意にあふれたコメントや、その敵意を産む政治についての話に釘付けになっていた。

フセインのつぎの行動を予測することは、地球的規模の強迫観念のような関心事だった。そしてＣＢＳは、どうやらだれかの〝専門的意見〟を聞いてその熱病を冷まそうと思ったらしい。

私は、その頼みを断わった。テキサスの司法精神科医〝ドクタ・デス〟が演じてみせる即席診断のように、公人に対する遠距離診断は専門医たちが何度か経験していることではあるが、専門的な手順のパロディになりかねない。結果は華々しいゴシップになりかねず、事実によってではなくたんに専門家の信用度によって診断に箔《はく》がついてしまうのだ。サダム・フセインの場合、その危険性はとくにはっきりしている。戦争がはじまったころから、私たちがくり返し聞かされた「戦争の最初の犠牲者は真実である」という文句どおりになりかねない。フセインの生物学的資料は限定されているだけでなく、イスラム社会の文化、宗教、それにほかの精神的土壌が私たちのものとはまったくちがうのだから、心理学的診断を試みるには、注意深い研究と理解が絶対に必要なのだ。

同じころ、ニューヨーク・タイムズ紙は、ジョージ・ワシントン大学の精神医学と政治学の教授であるジェロルド・ポスト博士の発言を報道した。それによれば、合衆国上院での証言で、ポスト博士はイラクの大統領が「〝悪性の自己愛《ナルシシズム》〟、すなわち尊大さと妄想癖と非情さが特徴の重度の人格障害にかかっている」と言った。おかげでまったくの素人までもがこの発言にとびついた。一九九一年二月十三日のCNNでは、下院議員のロバート・ドーナンが、フセインのことを〝ソシオサイコパス〟ときめつけていた。

さらに同じ記事のなかで、公人に対する心理的プロファイルはフロイト理論に基づいたもので、政府はそれをありがたがってきたが、専門家たちの見解は異なっていると書いていた。とくにフセインの場合、「専門家たちはべつの解釈もありうると言い、「ポストの」診断には実質的な根拠はなかった」

にもかかわらず、ポスト博士は自分の診断をフセインの心理状態を説明するのに使っただけでなく、彼が今後どういう行動に出るかという予測にも使ったのだった。そして、前大統領ブッシュがクウェートから退却せよとフセインに迫った期限の一月十五日になるまえに、「ミスタ・フセインはおそらく最後の最後になって対決から身を引くであろう」と言った。

実際には、そうならなかった。フセインは戦争に突入した。そしてポスト博士は、臨床的診断の予見力には限界があることを認めた。「予見はパターンと傾向から引き出されるものだ。過去の危機にどう反応したか述べることはできるが、人格だけからまちがいのない予見などできない」

この話には、おもしろい尾ひれがついている。一九九一年二月七日にあるテレビ局のニュース番組に出演したイラク人が、言ったのだ。「ブッシュはアラブ人全員を殺そうとしている。彼こそサイコパスだ」

ドクタ・デス

一般にも学会にも〝ドクタ・デス〟という異名で知られるジェイムズ・グリグスン医師によって、被告は破壊的潜在力を秘めているというレッテルを貼られると、それはにわかに現実味を帯びてくる。テキサスでは、殺人という深刻な犯罪におりる判決はふたつしかない。終身刑か、あるいは死刑だ。そのような犯罪に有罪決定がくだされると、陪審員が刑の宣告をおこなうまえに、法廷審理がおこなわれる。量刑審問手続で死刑を求刑するためには、陪審員は特別に設定された三つの条件を全員一致で認定しなければならない。

1 殺人犯が〝故意に〟被害者を死にいたらしめようとしたこと。
2 〝被告が暴力的犯罪行為を将来も犯す可能性〟があると認められること。
3 被告の殺人行為になんら納得できる〝挑発〟がなかったこと。

ふつうもっとも問題になるのは、この特別争点の二番め、危険性に対する疑問だ。グリグスンに関して、ヴァニティ・フェア誌の記者はつぎのように書いている。

ここでドクタ・デスが入ってくる。彼は証人席について、殺人事件と犯人に関する事実の朗読に耳を傾ける。そしておもむろに——ふつうは被告のことを調べてもいないし、裁判の日までは彼と目を合わせたこともない——陪審員に向かって、医学的見地から、被告が特別争点の第二項に定義されている社会に対する危険をこれからももちつづけるだろう、と言うのだ。たったそれだけ。

この記者はさらに、グリグスンに同行して裁判めぐりをしたときのことを書いている。グリグスンは、被告が極刑に問われている三つの裁判で二日間にわたって証言をおこなった。そして、彼のその証言は三つの公判のすべてで陪審員の評決を決定的にした。証人席にすわったこの医師について書いた同記事は、良心的な研究者や臨床家にとっては明らかにとても気にかかるものだった。被告を念入りに調べるかわりに、彼は法律用語で言う〃仮説的質問〃に答えた。仮説的質問とは、検事が被告の犯罪歴やほかのファイルから引き出された、まだ証明されていない仮説的な事実をくわしく述べ、それを前提に証人に質問をおこなうことだ。たとえば、「医学的見地から見て、あなたの意見では、被告が……社会に脅威を与える暴力的犯罪行為をひきつづき犯す可能性はあるでしょうか？」

年寄りの婦人の自宅で彼女に暴力をふるって死に追いやり、家を荒らしているあいだに死体に性的暴行をくわえたアーロン・リー・フラーの裁判で、同記者は、被告フラーのような殺人犯がふたたび殺人を犯す可能性についての仮説的質問と、グリグスンの答えがつぎのようなものであったと記している。

「先生のご意見はいかがですか？」

「それについては疑問の余地がありません。あなたが言ったような人物が、つまり暴力行為をエスカレートさせてくり返してきた人物が、今後も暴力行為をおこなって自分が属する社会にひじょうな脅威を与えることは、絶対にまちがいありません」

「つまり、どんな社会でも、たとえば刑務所のなかでもまわりに脅威を与えるということですか？」

「まさにそのとおりです。外の世界でやるのと同じことをやるでしょう」

これですべてはきまったと、同記者は書いている。アーロン・リー・フラーは生かしておくとあまりに危険で、もう更生の見込みがなく、死に追いやるべきだという判断を正当化するために求めていた〝医学的〟で〝科学的〟な証言を、陪審員は手に入れた（いずれにせよ手に入れただろうが）。

〝仮説的な質問〟に肯定的な答えをしたとき、グリグスンは被告を〝血も涙もないソシオパス〟だと言った。けれども、その言葉はこの本で語られているサイコパスと同義語であることは明らかだ。

危険性を予測するということの是非《ぜひ》を問うた記事のなかで、チャールズ・ユーイングはグリグスンが七十を超える量刑審問手続で六十九回同じような証言をし、結局被告は全員死刑を言いわたされたと述べている。さらにユーイングは、グリグスンが〝特異な例〟ではなく、国じゅうでこのような専門家による証言に基づいて陪審員が評決をくだしていると指摘している。

合衆国最高裁判所は、専門家が自分独自の意見として口頭で予見をするかぎり、グリグスンのような精神科医の証言は証拠として認められるという立場を維持してきた。裁判制度の当事者主義は、べつの専門家がそのような意見に異議を唱えることも容認しているからだ。ところが、専門家のなかにはほかの専門家よりもずっと大きな力をもっている者もいる。ヴァニティ・フェア誌の記者は、グリグスンのような専門家のかなりどぎつい証言が、他の証言を圧倒し、陪審員に彼が正しいと思わせてしまっていると述べている。

専門家による証言として、グリグスンのやりかたはどんなに控えめに言ってもやりすぎだ。心理学および精神医学の諸協会の業務基準によって規定された適切な診断手順は、注意深い検査と分析、それに広く受け入れられている信頼のおける診断基準を要求している。

私から見ると、グリグスンは診断手順に手を抜き、科学的および臨床的見地からみても異議のある結論を引き出しているばかりでなく、自分が人格の判定者として絶対にまちがいを犯さないというじつに奇妙な信念をもっているように思える。もっとも理想的な条件下で、質の高い情報を手に入れることができ、厳密な診断基準を用いたとしても、元来精神医学の診断や予見はまちがいと無縁ではないのだ。その診断が治療だけではなく、その人の生命にかかわる場合は、限界ぎりぎりのところまで正確を期さなければならない。また、たとえ完璧な診断が可能でも（そんなことはありえないが）、累犯性や暴力を正確に予見することには限界があるという事実を、私たちは肝《きも》に銘《めい》じておかなければならない。なにしろ、診断を構成する材料は、反社会的行動を決定する本人の資質や環境要因のほんの断片的なものにすぎないからだ。とはいえ、《精神病質チェックリスト》に基づいた精神病質の注意深い診断が、司法制度の決断に伴う危険性を著しく減少させた証拠もいっぱいある。正しく利用すれば、《精神病質チェックリスト》は社会に脅威をほとんど与えない者と、累犯や暴力に高い危険性をもつ者を見分けるのにおおいに役立つはずだ。

道具はあくまでも使いかたしだい

《精神病質チェックリスト》は、サイコパスがどんな人間なのか、将来どんな行動に出るのかなど、さまざまなことを知ったり予見したりするのにおおいに活用できる道具であり、臨床家たちによって賢く利用されてきた。しかし、道具をもつこととそれを使うことはまったくべつものだ。この診断ツールを正しく使えなかったときの危険が際立ったかたちで表われているのが以下の例だ。

検察側の専門家証人としてよく知られている司法精神科医ドクタ・Jは、量刑審問手続で証言し、自分の意見では何度か暴力犯罪歴があって有罪判決を受けた犯罪者は、ひきつづき社会に危険を与える、と言った。この意見はその男の犯罪歴と、彼がサイコパスであるという《精神病質チェックリスト》によるドクタ・Jの判定に基づいていた。それゆえ、被告の行動は今後も改善されないだろうと思われた。ドクタ・Jの報告書と証言は、危険な犯罪者である彼を無期限の懲役刑に処するべきだという検察側の主張にとって、心強い味方となった。

量刑審問手続で被告の代理人を務めたのは、信望のある法律事務所に所属するある若手弁護士だった。彼は、侵《おか》しがたいドクタ・Jの評判を考えて、この仕事にすこし尻込みしていた。だが、偶然にもこの弁護士は私の元学生を知っていて、この元学生が私にこの裁判のことを知らせ、ドクタ・Jが裁判所に提出した報告書のコピーを見せてくれた。私はこの報告書に疑問をもったが、そのうち被告を独自に検査することは可能かと弁護士が訊いてきた。そして、《精神病質チェックリスト》を何度も使用してきた経験豊かなふたりの私の同僚が、被告の再検査をすることになった。その結果、どちらの同僚も彼はサイコパスでないと結論した。

私は《精神病質チェックリスト》の検査がどのようにおこなわれ、被験者がどれくらいの得点をマークしたか弁護士に伝え、さらに裁判所にも伝えた。そこで弁護士は、ドクタ・Jが《精神病質チェックリスト》をどのように利用したのか調べはじめた。するとすぐに、この精神科医が手引きどおりにチェックリストを使用していなかったことがわかった。それどころか、ドクタ・Jはなんとか自分独自の専門的意見をまとめるため、当時入手できた広範囲にわたる科学的文献の記述を寄せ集め、それをチェックリストとして使ったのだった。判事は、被告を精神病質と診断したドクタ・Jの証言を退《しりぞ》け、被告を終身刑に処すべきだと言う検察側の主張も退けた。

第11章　なにか打つ手は？

親愛なるアン・ランダーズさま

私はハイスクールを中途退学した二十二歳になる子供の養母の姉として、この手紙を書いています。彼のことは、とりあえず〝デニー〟と呼んでおきます。この子の父親は、デニーが幼児のころに最初の妻と離婚しました。そして、七年まえに私の妹と再婚しました。

妹はこの子にもう何万ドルも費やしてきました。軍隊の寄宿学校に入れるためにかかった費用、一万ドルも含めて。でもこの子は、人をだましたり嘘をついたりものを盗んだりして、その学校を追い出されてしまいました。妹は学業の助けになればと家庭教師も雇いましたし、三人の心理学者にも相談しましたが、心理学者は彼が敵意にあふれていると言いました。医者にも診《み》せましたが、体に悪いところはまったくないそうです。

デニーは妹、彼女の夫、祖母、そして実母といっしょに暮らしてきました。現在は、叔母といっしょに暮らしています。彼は働かず、家賃も払わず、自分の面倒を見てくれる人ならだれからでも喜んで援助を受けています。

妹と義理の兄が仕事を見つけてやったこともあったのですが、長続きしませんでした。彼らはべつにこの子をあまやかしてきたわけではなく、むしろスポーツ好きの彼を支えてきてやったのです。でも、もう万策つき果てました。

デニーには、たしかにいい面もすこしあります。お酒は飲みませんし、ドラッグもやりません。でも、妹の飼っている犬や馬に残酷なことをします。犬や馬を蹴っているところを見つかったことがあるのです。

この子はいったいどうしてこうなのでしょう？　なにか手を打たないと彼が犯罪に走るのではないかと怯《おび》える毎日です。

ヴァージニアの困り果てた者より

親愛なるヴァージニアさん

家賃はただだし、親戚に支えられて生きていけるのに、二十二歳の男性がどうして働かなくてはならないのでしょう？　どう見たって、デニーはあまやかされて腐ってしまったのですよ。

彼は不安をかかえる怒れる若者で、自分からセラピーへいって自分と折り合いをつけないかぎり、人生がトラブルの連続になることはわかりきっています。たいへんな作業になるでしょうが、報われるものは大きいはずです。つぎに彼がやるべきことは、ハイスクールの卒業証書を取ることです。

このコラムを彼に見せて、もし返事を書きたいのなら私が喜んで連絡を待っていると伝えてください。

——一九九一年一月八日付アン・ランダーズの人生相談コラムより

〝ヴァージニアの困り果てた者〟さんの妹が、精神病質の〝少年〟をかかえているのかどうかはわからない。けれども、もしそうなら、素人がその特徴的反応を見つけることはむずかしい。彼をあまやかすのをやめて、ただちにセラピーに彼を送ることだ。アン・ランダーズに手紙を書くよう説得してもいい。

結果がどうあれ、それはいくらかでも経済的余裕のあるほとんどの人にできることだ。しかし、問題をかかえた人が精神病質の基準に適合している場合は、よほどのことがないかぎりそのやりかたは失敗に終わる公算が大きい。もう二十年以上まえのことになるが、私は心理学者や精神科医に向けた本のなかでつぎのように書いた。

いくつかの例外を除いて、精神分析や集団精神療法《グループ・セラピー》や来談者中心療法《クライエント》、それに心理劇《サイコドラマ》など、伝統的心理療法《サイコ・セラピー》でよく見られる方法は、精神病質の治療に効果がないことが証明されてきた。精神外科、電気ショック療法、さまざまな薬物療法を含む生物学的療法のほうがずっとうまくいくということも、ありえない。

この本を書いている時点で、治療に関する状況は基本的にいままでとまったく変わっていない。精神病質について書かれたどんな本でも、いちばん短い章はその治療に関する章になるにちがいない。たとえば、〝効果的な治療法はまだ見つかっていない〟とか、〝どんなことをしてもうまくいかない〟など、たったひとつの文章で学問的な見解を包みこんでしまえるからだ。

しかしながら、飛躍的に増加する犯罪率におそれをなした社会施設や、法的ないし精神衛生的、あるいは麻痺寸前の司法裁判制度のことを考えると、サイコパスが私たちの社会に与える膨大なインパクトを減らす方法をなんとかさがしつづけなければならない。

臨床家たちは、サイコパスが不安や恐怖を効果的に押しとどめてしまう、強力な心的防衛機制をもっているとしばしば言う。研究室での研究でもそれはわかっていて、彼らにはストレスに対処できる生物学的な能力があるのかもしれないという見かたをしている。なんだかサイコパスはうらやましい人間に思えるかもしれない。けれども、恐怖心がないことと無鉄砲さの境界があいまいだということが、問題なのだ。サイコパスはいつもトラブルに巻きこまれている。彼らの行動は不安に動機づけられていなかったり、危険を警告する信号に導かれていなかったりするからだ。室内でも暗いサングラスをかけている人のように、彼らは〝クール〟に見えるけれど、まわりでおこっていることによく気づいていないのだ。

ものすごくこわいと感じてもおかしくない状況にあっても、クールにしていられる能力をもった気味悪い見本が、最近現実のものとして現われた。ミルウォーキー出身で、口にするのもはばかられるような犯罪、すなわち連続殺人、死体の切断、カニバリズム（人肉を食べること）などを犯したジェフリー・ダーマーは、彼のアパートから血を流しながら裸で逃げ出してきたティーンエイジャーが、じつは同意の上で自分といっしょにいた成人の愛人なのだ、と冷静かつ慎重に警官に語って彼らを納得させた。ダーマーの話によると、ふたりは愛人どうしの痴話げんかをしただけだった。どうやら警官はその言葉に納得し、少年をダーマーの手のなかにのこしたまま去っていった。ダーマーは、警察が去ってしばらくのちに、この少年を殺害した。十五件の殺人について有罪を認めたが心神喪失を主張した裁判（陪審員は彼を正気と見なした）で、ほかにも危うく警察につかまりそうになったことがある事実が判明した。一九九二年二月十一日付AP通信の報道によると、ダーマーは車で最初の被害者の死体を捨てにいくとき警官に呼びとめられたのだという。警官が死体の入ったビニール袋にフラッシュライトの光を向けたとき、ダーマーは静かにこう言った。両親の離婚にひどく胸を痛めて夜更けのドライヴに出たところ、急にごみを捨てることを思いたっただけだと。彼は、そのまま走り去ることを許された。

なぜなにをしても効果がないのか？

患者は心理的にも情緒的にも痛みを伴う問題、たとえば不安、憂鬱《ゆううつ》、自己イメージの低さ、内気、強迫思考、強迫行動などに対する助けを必要とし、それを求めているというのが、心理療法の基本的な立場だ。その治療が効果的であるためには、患者が積極的にセラピストに協力することがだいじだ。つまり、患者は問題があることを認識し、どうにかしたいと願わなければならない。

そして、そこがこの問題のむずかしいところだ。サイコパスは心理的あるいは情緒的問題をかかえているとは思っていず、自分が賛同できない社会の基準に順応するために自らの行動をあらためる理由をなにも思いつかない。

もうすこし詳しく言うと、サイコパスは一般に自分に満足していて、他人から見れば荒涼とした自己の内部のありようにも満足感をおぼえている。彼らは自分に悪いところなどなにもないと思い、個人的悩みを体験することもなく、自分の行動を合理的で価値のある、しかも満足のいくものと考えている。彼らは過去を後悔することもなく、将来に不安もいだかない。自分は敵意と私利私欲にあふれた世界のなかですぐれた人間であり、他人は力と富を争う競争相手であると感じている。サイコパスは自分の〝権利〟を手に入れるためなら人を操作したり、だましたりしてもいいと感じていて、彼らの対人関係は他人の悪意を出し抜くため計画的につくられる。このような態度だから、ほとんどの心理療法がサイコパスにとってなんの意味ももたないことは驚くにあたらない。

サイコパスがなぜセラピーに積極的でないのか、その理由はほかにもある。

サイコパスは〝脆《もろ》い〟人間ではない。彼らが考えることとやすることとは、外からの影響に極度に抵抗する、岩のようにかたい人格構成の延長線上にある。治療プログラムを正式に受けはじめるまえに、彼らの態度や行動パターンはすでにしっかりと固定されていて、最良の環境条件のもとでも揺らごうとしない。

多くのサイコパスは、善良な家族や友人によって、自分の行動がもたらす結果から守られている。彼らの行動はいつまでたってもチェックされないし、罰せられない。なかには一生ほとんど不便を感じないでやっていける者もいる。つかまって違反を罰せられる者でも、自分が苦境に立ったのは制度や他人や運命など、とにかく自分以外のもののせいだと考える。多くのサイコパスは自分の生きかたをあっさり楽しんでいる。

ふつうの人たちとちがって、サイコパスは自分から助けを求めようとしない。なんとかしたいと思っている家族が、彼らをセラピーへ連れていく。あるいは法廷命令によって、あるいは仮釈放を勝ち取るためだけに、治療プログラムを受ける。

いったんセラピーを受けだしても、彼らは表面的に参加しているにすぎない。本気でやってみようという気はないし、ほとんどのセラピストが目指しているものを得ようとも思わない。治療の成功に絶対不可欠な相互作用は、サイコパスにとって本質的な価値をまったくもたない。

以下の文章はサイコパスの患者（文中ではソシオパスと表現されている）について、ある精神科医が無力感を感じながら書いたものだ。

……ソシオパスは自分を変えたいという願いをもたず、言い訳ばかり考え、将来のことも念頭になく、セラピストを含む権威者たち全員に腹を立て、患者の立場をさげすみ、自分が他人より劣ることを忌み嫌い、セラピーなどジョークであり、セラピストはだましたり脅したり誘惑したり利用したりする対象だと考えている。

セラピストは、患者本人が障害に対する認識と安堵感を求めて、自分の心のなかを見つめることをかならずしも願っているわけではない。サイコパスは心理療法のダンスの輪などにくわわりたくないと思っているから、多くのセラピストはそれならそれでいいと思っている。

ほとんどのセラピー・プログラムは、新たな言い訳と、自分の行動の合理化と、他人の弱みの新たな発見以上のものをサイコパスに与えることができない。おかげで彼らは、他人を操作する新たなもっといい方法を学ぶことになるが、そういう自分の見かたや態度を変える努力はほとんどせず、ほかの人にも欲求や感情や権利があるのだということを理解しようともしない。とくに、良心の呵責《かしやく》や共感を〝ほんとうに感じる〟にはどうしたらいいかサイコパスに教えようとすると、かならず失敗する。

先にも述べたように、サイコパスはしばしば個人セラピーやグループ・セラピーを支配する。自分の意見や解釈をほかのメンバーに押しつける。たとえば、ある刑務所のセラピー・プログラムのリーダーは、《精神病質チェックリスト》で高得点をマークした受刑者についてつぎのように書いている。「彼は自分と関係ないことを話すのを拒む。また、自分の行動を批判されたり疑問視されたりすることをいやがる……自分が他人とのコミュニケーションを遮断していると見られることをいやがり、自分の行動について討論されるのを回避しようとして長々とひとりでしゃべりまくり、セラピーのグループを支配する」しかし、こう書いたすぐあとに、この精神科医はさらにつぎのように書く。「彼は変わったと私は確信している。彼は自分の行動の責任を受け入れるようになった」そして、この刑務所のべつの心理学者はつぎのように書いている。「彼はりっぱに進歩した……以前よりも他人に関心をもつようになり、犯罪者的な発想の多くを捨て去った」彼についてのこうした楽天的な声明が出た二年後、この受刑者は私の調査プロジェクトに協力してくれていた女性の大学院生による面接を受けた。彼女によれば、彼はいままで会ったうちでもっともおそろしい犯罪者で、自分が社会復帰に向けて回復しつつあると刑務所の職員をだましたことをあからさまに自慢げに話したという。「あいつらにはすっかり驚いたよ」と、彼は言った。「だれがあいつらに免許を与えたんだ？　おれなら、あいつらには飼ってる犬だって診せないぜ！　まったく信用できないやつらだからな」

三つの国で詐欺、偽造、窃盗を働いて五十五回の有罪判決を受けた四十歳の男が、七十六歳の盲目の女性と友人になることで社会復帰の訓練を受け、それを理由にカナダから国外追放になることを避けようとしたことがあった。一九八五年に書かれた報告書によれば、この男は〝つねに快活で、礼儀正しく、知的で、愛嬌があった〟が、と同時に〝人格障害がかたまった病的な嘘つき〟でもあった。移民局の弁護士は彼を評して、〝木をだまして皮をはぐこともできるほどの病的嘘つき〟と言い、〝事実と虚構を区別できない……慢性的な嘘つき〟で、正真正銘のペテン師だと言った。この弁護士は、問題の男が一九八〇年代後半に合衆国の刑務所から仮釈放され、仮釈放違反を犯してカナダへ逃げ、〝国じゅうに不渡り小切手をばらまいた〟あげくヴァンクーヴァーへやってきたのだと陳述した。だが当人は、前述した女性が率いるクリスチャン瞑想《メディテーション》センターおよび教会で、自己啓発のセラピーを受けてすっかり改心したと主張した。しかし、社会復帰の準備はできたという彼の主張は、彼がまだ不渡り小切手を出しつづけ、請求書の支払いを済ませていないと証言した証人によって覆された。

――一九九一年三月二日付ヴァンクーヴァー・サン紙

セラピーは彼らをより悪くするかもしれない

グループ・セラピーは、刑務所や法廷命令でおこなわれているほとんどの治療プログラムで重要な位置を占めている。グループ・セラピーはときに〝治療社会〟プログラムのなかに組みこまれる。医師、看護人、患者という従来の階層的構造をなくし、患者自らが社会への適応への道を探りだすことを目標とするこのプログラムのなかでは、受刑者もしくは患者はかなりの責任をもたされて自分の生活を管理していくことになっている。刑務所の職員はこの社会の枠組みをつくり、受刑者の要求や能力をしっかりと把握して、彼らを人間らしく尊重して扱うよう訓練されている。施設や人員の確保にひじょうに経費もかかるが、このようなプログラムは徹底的におこなわれ、ほとんどの犯罪者にはなかなか効果があるようだ。しかし、このプログラムは、サイコパスを相手にしたものではない。

突き放すようだが、この結論は治療社会プログラムで最近扱った数人の受刑者の研究でも明らかになっている。どのケースでも、受刑者は《精神病質チェックリスト》で鑑定を受けた者たちだった。

ある調査では、サイコパスたちはプログラムに順応しようとせず、早期に治療をやめてしまい、このプログラムからほとんどなんの利益も受けなかった。釈放された彼らがまた刑務所に舞い戻ってくる確率は、ほかの受刑者たちよりもはるかに多かった。

べつの調査では、サイコパスたちは治療社会プログラムを受けたあとも、ほかの受刑者たちのほぼ四倍にあたる暴力犯罪を犯していた。このプログラムはサイコパスにとって効果がないばかりか、もしかしたら彼らをさらに悪くしていたかもしれなかったのだ！　プログラムに参加しなかったサイコパスたちは、治療を受けたサイコパスたちよりも暴力犯罪を犯すことがすくなかった。

こうした事実は、一見奇妙に見えるかもしれない。心理療法が逆効果になるなんてことがありうるのだろうか？　けれども、このようなプログラムをおこなっている人たちには、この事実は驚くにあたらなかった。彼らの報告によると、サイコパスはいつもグループを支配して、しばしばグループのリーダーやほかの受刑者と〝観念ゲーム〟をやっていた。「女性を見るとレイプしたくなるっていうのは、あんたの気持ちのなかに、母親への仕返しとして無意識に女性を罰してやろうという気持ちがあるからだ」サイコパスは、ほかの受刑者たちにこんなふうにしたり顔で言うのだ。と同時に、自分の行動についてもすこし分析してみせたりする。

残念なことに、このようなプログラムはサイコパスを増長させ、人を操作したり、だましたり、利用したりする処世術にさらに磨きがかかるだけであるようだ。あるサイコパスが言うように、「こんなプログラムは若い女が社交界に出るための教養学校みたいなもんだよ。人をどうやって操ったらいいか教えているようなもんだ」

またこのようなプログラムは、サイコパスのいいかげんな言い訳の源《みなもと》の宝庫になっている。「おれは子供のころ虐待されたんだ」とか、「あたしは自分の感情について学んだことが一度もないのよ」など。このような後知恵的な言い訳はほとんどなにも語っていないのだが、彼らの言うことを聞く耳をもっている人たちには快い響きとなる。どうして専門家のなかにそんな発言を額面どおりに受け取る人がいるのか、私はいつも不思議に思っている。

自分は変わったのだと周囲に思いこませる方法としてサイコパスが利用するのは、グループ・セラピーや治療社会プログラムだけではない。彼らは、教育程度を向上させようとする刑務所のプログラムもしばしば利用する。心理学、社会学、犯罪学の講座などは、彼らにとても人気がある。だがこのような講座も、セラピーの場合と同様、人との付き合いかたや感情のもちかたに関する表面的な知識や、いわゆる専門用語の知識しか彼らに与えない。しかし、それを手に入れることによって、彼らは社会復帰できるようになったとか、〝生まれ変わった〟とか人に思いこませることができるようになる。

論理的に言えば、成人のサイコパスが社会に与える衝撃を減らす最良の方法は、この問題にはやくから取り組むことだろう。けれども、いままでのところそのような努力はあまり成功していない。治療プログラムを広範囲に再検討した心理学者のウィリアム・マコードは、〝彼なり彼女なりの精神病質的兆候を幼いころにべつの方向へ向ける試み〟は概して成功したことがないと結論するにいたった。それでも彼は、社会的および物理的環境が完璧に変化したなかで、施設が彼らの態度や行動に基本的な変化をもたらすよう総力を結集すれば、すこしは希望がもてるのではないかと感じていた。しかし、マコードが詳細に語っているそのようなプログラムのひとつは、あまり芳《かんば》しい結果を産まなかった。精神病質の青少年の態度や行動は、そのプログラムが実施されているあいだとあとに改善されたように見えたのだが、その効果は彼らが年を取るごとに薄まってしまった。

精神病質の起源がもっとよくわかれば、状況も変化するかもしれない。だが、行動にさまざまな問題のある青少年の、すくなくとも態度や行動を変えることにきわめて効果的な介入プログラムを開発した心理学者たちもいる。こうしたプログラムの多くは、その子供を扱うだけでなく、その家族や、問題が起こる周囲の環境も扱うべき対象に入れている。

もしとてもはやい時期に適用されれば、こうしたプログラムのいくつかは〝サイコパスのつぼみ〟の行動パターンを修正するのに役立つ可能性もある。おそらくは攻撃性や衝動性を減らし、もっと前向きの方法で彼らの要求を満足させることを教えられるかもしれない。

もうひとつの冷静な考え

事実上、サイコパスの治療効果に関するすべての報告は、刑務所や精神病院に入っている人や、法律とトラブルをおこした人たちのためにおこなわれたプログラムから寄せられたものだ。これらのプログラムの多くは集中的で、よく考えられており、かなりよい条件のもとで実行されている。それなのに、効果がない。

たとえサイコパスの態度や行動を変えるのに効果的なプログラムがあったとしても、拘留中でなかったり、治療を受けるよう法廷命令を受けていなかったりする何百万というサイコパスを扱うためにそれを活用する手だてはない。世間に野放しになっているサイコパスが、そのような治療を受けることをちょっとでも考える可能性はほとんど、あるいはまったくないからだ。

ある特別な治療方法がサイコパスに有益な効果をもたらしたという報告やエピソードは、私の耳にもたまに入ってくる。実際、ここ数年のあいだにも、いっしょに住んでいたサイコパスの行動が以前とすっかり変わってしまったと私に語った人たちがいる。だが、彼らは私がそのような体験になぜ興奮しないのか理解できずにいる。

おそらく彼らは、なにかのきっかけや糸口を見つけたのだろう。けれども、はたしてそれがほんとうかどうかは、知るよしもない。治療された人はほんとうにサイコパスだったのか？　彼なり彼女なりは、サイコパスの行動が〝自動的に〟改善される中年になって改心しただけではないのか？　変化が現われるまえの行動はどんなふうだったのか？　そして、変化が見られた人が〝サイコパス〟だったとどうしてわかるのか？　多くの人たちは、サイコパスの行動の改善を、自分の態度の変化と混同していることが多いのだ。

たとえば、精神病質の夫をもったある女性は、彼が昔ほどひどい夫でなくなったと言う。しかし、実際には彼女が夫を避けたり、彼の要求や欲求を満足させてやるためにがんばったりして、夫の扱いかたをおぼえた場合もある。彼女は自分の人格を胸の深くに埋めて、自分の要求や願望を犠牲にし、おたがいのあいだにある葛藤や緊張をほぐしたのだ。

注意深く調整された経験的研究に基づいていないかぎり、サイコパスに効果的な治療があるという話は信じられない。

あきらめるしかないのか？

これまでのところはがっかりすることばかりだが、サイコパスを治療不可能、あるいは理解できない人間ときめつけてしまうまえに、いくつか考えるべきことがある。

第一に、こうした人間を治療するたいへん多くの試みや、じつにさまざまな専門的技法が行使されてきたにもかかわらず、科学的できちんとした規準に合致するプログラムがほとんどなかったことだ。これは、重要なポイントだ。これでは結論を出そうと思っても、根本がまちがっていることになる。このことは、プログラムにあまり効果がなかったというよくある報告にもあてはまるし、逆に効果があったというたまの報告にもあてはまる。私たちが知っていることの大部分はおもに、うわさにすぎない臨床例、たったひとつの症例の研究、雑な診断および治療手続、プログラムの不適切な評価などに基づいていたということだ。たしかに、サイコパスの治療に関する文献の記述にはあきれてしまうものが多い。

おそらく、治療に関する文献を読んでいて、いちばんもどかしさを感じるのは、診断の手順が救いがたいほど不適切であったり、そのプログラムが精神病質の治療に関係があるのかどうかわからないほどあいまいに書かれたりしていることだろう。

治療あるいは管理プログラムを評価しようとするときのもうひとつの問題は、比較検討のためのグループが注意深く選択されて利用されていないことだ。多くのサイコパスの行動は年齢とともに改善されてくることを私たちは知っているのだから、年齢とともにおこる〝自然の〟、あるいは〝自動的な〟変化と比較して、そのプログラムがどの程度、彼らを改善できるのか知ることは重要だ。

第二に、治療プログラムのほとんどはサイコパスのために作成されたものではなく、かりにそのように作成されたものでも、必然的に政府や公序の多くの問題と衝突することになり、やがてもともと意図されたものとまったくちがうものになってしまうことだ。

実際、よく考えられて方法論的にも健全なサイコパスの治療のためのプログラムは、まだ作成も実行も評価もされていない。

第三に、サイコパスを治療するという努力は見当ちがいなのかもしれないということだ。〝治療〟という言葉は、治療する対象、つまり病気、ストレス、不適応的な行動などがあることを前提としている。しかし、私たちの知るかぎり、サイコパスは完全に自分に満足していて、治療の必要性をまったく感じていない。患者が自分の態度や行動に満足していない場合のほうが、それを変えることははるかにたやすい。

けれども、サイコパスの行動はほんとうに不適応によるものなのか？　たしかに社会にとっては不適応かもしれないが、じつは彼ら本人にとってはなんの支障もないのだ。サイコパスに対して、社会の期待や規準に沿うよう行動を修正するよう迫るとき、私たちは彼らにとって〝自然な〟生きかたをやめろと要求しているようなものだ。彼らは私たちの要求に同意するかもしれないが、それは自分の利益にとってそうすることがいちばんいいと考えるからにほかならない。サイコパスの行動を変えることを意図されてつくられるプログラムは、このことをよく念頭に入れるべきだ。さもないとそれは失敗に終わることだろう。

「サイコパスは人間じゃないから治療不可能だとみんなはほざいている。そんなのはとんでもないたわごとだ」こう言うのは、十一歳の少年の殺害を含めて暴力犯罪歴が山ほどあるホモセクシュアルの小児性愛者のジョゼフ・フレドリックスだ。「サイコパスほど人間的な人間はいないよ。連中はほかの連中より感受性が豊かだからサイコパスなんだ……彼らはどんな痛みにも耐えられない。だから、いつも痛みを背中から追い払ってる」

新たなプログラム

サイコパスの犯罪者を扱う新たな方法が早急に必要だという認識と、昔ながらの治療プログラムではだめだという悲観的見かたが広がるなかで、最近カナダ政府が私に犯罪者のための実験的治療かつ管理プログラムを企画してほしいと依頼してきた。私は、この依頼をふたつの思いをもって引き受けた。まず第一に、いま指摘したように、以前のプログラムは多くの点で失敗に終わってきたわけだが、それは理論や調査や臨床経験の最近の進歩にしっかり基礎をおいていなかったからだという思い。第二に、精神病質とほかの犯罪者が、刑務所内や釈放後の外の社会でも暴力行為をくり返さないためのプログラムを緊急につくる必要がある、という思いだ。

そこで私は、精神病質、精神医学、犯罪学、矯正治療、プログラムの企画および評価の専門家からなる国際会議を招集した。そして数回会合を開き、われわれの努力はサイコパスおよび暴力犯罪者の更生に傾注させるべきだと結論し、成功の見込みがかなりありそうなモデル・プログラムの概要を練りあげた。政府は最近このプログラムを促進させることを決定し、政府施設のなかに実験の研究所を設立する第一歩が踏み出された。

この本のなかでその詳細を語ることはできないが、いくつかおおよその基本方針を紹介することはできる。大まかに言ってこの基本方針は、犯罪者の大半は軌道からはずれているからふたたび社会に適応させさえすればよいという、ほとんどの矯正プログラムの前提をサイコパスにあてはめるのがまちがいであるという認識に立ったものだ。社会という観点から見た場合、たしかにサイコパスは一度も軌道に乗ったことがなく、自分の曲だけに合わせて踊っている人間にすぎない。

つまり、サイコパスのためのわれわれのプログラムは、共感能力や良心を育てようという努力にあまり重きをおかず、彼らの現在の態度や行動が自分の利益のためだけにあるのではないことや、自分の行動にはしっかりと責任をもたなければならないことを、彼らにたたきこむ集中的な努力をおこなおうというものだ。と同時に、社会が許容できる範囲で欲求を満足させるために、自分の力や能力をどのように使ったらいいかを教える。

こうしたプログラムを進めていくには、ひじょうにしっかりした管理と監督が必要となるだろう。プログラムに違反した場合の明確なある種の罰則や、制度的かつ社会的なルールづくりも必要となる。サイコパスが中年になったとき〝自動的に〟行動が改善されるという傾向を上手に利用し、それをスピードアップしていくことも必要だ。

このプログラムは、サイコパスが社会に出たあともひきつづきしっかりとした管理と集中的な監督をおこなっていく。

プログラムを企画する際には、さまざまな治療内容の経験的評価、すなわちどんなものが効き目があってどんなものが効き目がないか、という測定基準を確立できるようにしておく。いくつかの治療内容はサイコパスに有効かもしれないが、ほかの犯罪者には効き目がないかもしれない。またその逆もありうる。そして、プログラムの参加者は、慎重に選ばれて管理された（しかし治療を受けていない）犯罪者のグループと比較される。

この種のプログラムには経費がかかり、制度上の制約や政治的な圧力や周囲の社会の不安のために行き詰まる危険がいつもつきまとっている。そのため、結果はうまくいっても控えめなものになりがちだ。かといって、刑務所にいる犯罪者が暴力を振るう高い危険性を抑えるための費用をがまんするか、あるいは彼らを外に出す危険を冒すかという選択肢のほうは、あまり魅力的なものとは言えないのではないだろうか。

結び

ある問題の文献を検討したあと、科学者がもっと調査が必要だという声明を発表するのはよくあることだ。私も、そうしたいと思う。ふたつの理由で。

まず第一に、一世紀以上にわたる臨床研究や考察、それに数十年にわたる科学的調査にもかかわらず、サイコパスの謎はいまだに解明されていない。最近の研究の進歩によってこの人格障害には新たな光があたってきたし、その境界はさらにはっきりはしてきた。しかし、ほかのおもな障害とくらべて、精神病質に関しては体系的な研究がいままでほとんどなされてこなかった。たとえそれがほかのどんな精神医学的障害よりも社会不安や崩壊を引き起こしているとしてもだ。

第二に、ダメージを受けたあと、ばらばらになった人生の断片を拾いあげるよりも、このややこしい障害を理解したり、効果的な早期予防策をさがしたりする努力をもっと増やしていったほうが意味がある。でなければ、サイコパスが社会に対して犯罪を犯したあと、いままでどおり彼らを起訴したり、収監したり、監督したりすることに膨大なコストをかけ、彼らの被害者の福祉や苦境を無視しつづけるしかない。司法制度は毎年何十億ドルをつぎこんでサイコパスやほかの常習犯を〝社会復帰させよう〟としたり、〝再社会化させよう〟とむだな費用を費やしている。しかし、政治家や刑務所の管理者たちに人気があるこうした言葉は、むなしい専門用語に等しい。私たちは、彼らを社会化させることを学ばなければならない。再社会化させるのではない。そして、それには研究に対する真摯《しんし》な努力と早期の予防が必要なのだ。

サイコパスのおそろしい謎を解決できない社会的かつ経済的犠牲は膨大なものだ。その手がかりを求めつづけていくことが、私たちには緊急の課題になっている。

訳者あとがき

　たとえば連続殺人犯など、常人では考えられないような犯罪を犯す人びとは、一般に〝異常者〟というカテゴリーにはめられ、怪物的な人間、あるいは〝けだもの〟として扱われることが多い。

　まちがってはいないのだろうが、「なぜ？」という疑問に対する答えを見つけようとすると、まじめな努力がおこなわれた場合でも、たいていは、重度の麻薬やアルコール依存症、異常な性欲、劣悪な家庭環境、幼児虐待、犯罪多発地帯での成長、家庭や仕事における極端なストレスなどに答えを求めることが多い。

　ちがうのだ、と本書『診断名サイコパス』（原題 *Without Conscience*：一九九三年）の著者、ロバート・ヘアは言っている。

たしかに、右記のようなことが引き金となって犯罪を犯す者も多いのだけれども、彼らの背景を慎重に、そしてていねいにひもとけば心情を理解することはできるし、罰や適切なセラピーを受ければ彼らが〝更生〟することも可能だ。

しかし、理解も更生もまったく受けつけない者たちが社会には存在する、とヘアは言う。しかも、その数は現代において増加の一途をたどっていると。

そのような人間たちに、ヘアは〝サイコパス〟、つまり精神病質者という診断名をつけるのだ。

数多くのフィクションにも登場するこの診断名は、べつに目新しいものではない。すでにドイツの精神医学者たちによって、「精神異常ではあるが、もっとも不良な場合でも精神病ではなく、もっとも軽い例でも正常性や行為能力をもつとはみなされない」とか、「その人格の異常性にみずから悩むか、またはその異常性のために社会が悩む異常人格」（ともに『新版精神医学事典』）と定義されている。〝異常性のために社会が悩む異常人格〟という表現から、ソシオパス（社会病質者）という診断名も生まれたが、アメリカ精神医学会は現在この言葉を診断マニュアルから削除している。

このような人間の特徴は、良心の呵責《ウィズアウト・カンシャンス》を感じず、感情に奥行きがないため他人に感情移入できず、ひじょうに利己的で自分の利益しか念頭になく、将来を見つめることがないので刹那的に人生を生き、興奮を求めるあまり自分の行動をコントロールできない、などだ。

すこし乱暴な言い方をすると、サイコパスははじめから社会と相容れない人格をもっていて、犯罪はその人格を表現する方法なのだ。レイプや詐欺行為や殺人でさえも、その表現方法のひとつにすぎない。

この本には、おもにアメリカの連続殺人犯を含めて、そんなサイコパスの具体的な姿が数多く描かれている。

だが、社会全体が、とくに都会の文化が、無批判無意識的にアメリカに追従している日本にも、彼らのような人間は（たとえ殺人という表現手段を取らなくても）確実にふえている。日常メディアの報道に接していると、そう思わざるをえないようなニュースをいっぱい目にすることができる。

たとえば、一九八八年、連続して幼女が誘拐され、殺害されるという事件がおきたが、その後逮捕された被疑者（精神鑑定のひとつでは、多重人格と診断された）は、〝今田勇子〟という架空の女性名を使って犯行声明文を書いたり、祖父の遺骨を食べたりしていた。

さらにめぼしい例を挙げれば、一九八三年には横浜でホームレスの人たちを連続して殺害する事件があり、一九八九年には東京で何人かの若者が女子高生を自宅に何日も監禁し、暴行を働いたあげく、殺害のうえコンクリート詰めにして遺棄する事件、一九九四年には八人の少年グループが男性被害者複数をリンチし、木曽川と長良川の河川敷に死体を遺棄する事件などがあった。

新聞報道によれば、この加害者たちには一様に、人を殺したという罪悪感がなかったという。

彼らは、はたしてサイコパスなのだろうか？

学校で陰湿に、かつ頻繁におこっている〝いじめ〟の場合はどうなのか？

教育界では、学校のあり方や、教師の質や、被害者の救済方法などばかりが論議されているけれども、ほんとうの問題は加害者の人格構成に潜んでいるとは考えられないだろうか。著者のヘアも言っている。「子供に〝サイコパス〟という言葉を使うと、それを快く思わない人も大勢いるだろう……しかし、臨床経験や経験的調査の結果、この人格障害の素地は子供時代にも存在しうるし、実際に存在していることがはっきりとわかっている」（本書二四八ページ）

罪悪感がなく、感情が浅く、利己的で、刹那的で、自分の行動をコントロールできないような人間はどうして生まれるのだろうか？　どうしてアメリカや（ニューヨークには十万人のサイコパスがいると、ヘアは言っている）日本（はたして東京には？）などの先進国に多いのだろうか？　しかし、ヨーロッパには比較的すくなく見えるのはなぜだろうか？

進歩、発展を志向するあまり、社会が伝統や歴史の深みを軽んじ、抽象を遠ざけて、効率や具体性や〝速さ〟ばかりに価値観をおくようになると、人は生きることに余裕を失ってくる。じっくり考えたり、対象を吟味したりすることがなくなり、お手軽《ポップ》なものがもてはやされるようになる。〝のんびり〟とか〝のどか〟という概念は、〝働く〟とか〝忙しい〟という言葉のたんなる裏返しとしてしかとらえられない。文化は根付かず、流行という一過性のものがまかり通る。なにか問題がおきれば、それはほとんど対症療法的に処理され、抜本的な解決ははかられない。

人間の基本的な自己表現方法である〝しゃべる〟行為のスピードは速くなり、あるいは必要以上に多弁になり、聞き手はすばやい反応を求められて、皮相的にしか言葉を受けとめなくなる。コミュニケーションは一方的になりがちで、対人関係は潤いのないものになっていく。

そういう社会で生き抜いていかなければいけない人間は、感情が浅くなりがちで、刹那的にならざるをえなくなる。そんな人間が多くなったら、彼らの次世代の子供たちは、いろいろな要素によって親と同じ価値観を引き継ぎ、自由ではあるけれど不公平な社会のなかで、その傾向をさらに増幅していくにちがいない。

そもそも歴史の浅いアメリカは、国全体でずっとそのような価値観を追いかけてきたのではないか。ためしに、よくも悪くもアメリカらしいと思われるものを具体的にひとつひとつ思い浮かべてみると、それがよくわかる。そして、戦後の日本も、そんなアメリカ的価値観を圧倒的な情報の流入というかたちで、ほとんど疑問をいだかずに享受してきた。

ただし、この本の著者であるヘアは、社会がサイコパスを産むとは言っていない。むしろ、生物学的、遺伝的な要因を疑い、人間の種の保存本能がサイコパスの数を増大させ、殺伐とした社会が彼らの存在を隠していると言っている。サイコパスは、あくまで個別的な人格障害であり、いままで効果的な対症療法と見られていたカウンセリングやセラピーは逆効果になることもありうるとまで言うのだ。

したがって、いまいちばん必要なことは、彼が発明した《精神病質チェックリスト》を用いて、とりあえずほんもののサイコパスを見分けることだと。

生まれつき人格障害をもっていて、生きていくための自己表現方法として社会の規範と衝突せざるをえない、つまり往々にして犯罪を犯さざるをえない彼らは、必然的に治療も更生も受けつけない。けれども、それでは社会のなかで生きていけず、社会に害を及ぼすばかりだから、〝バンドエイド的な〟治療でも更生でもない、〝社会化教育〟が彼らには必要だというのが、ヘアの結論となっている。

この本に推薦文を寄せてくれた『FBI心理分析官』のロバート・レスラーは、犯人を割り出すために、心理学的手法を用いて「秩序型」と「無秩序型」という概念をつくりあげたが、心理学を専門にするロバート・ヘアは、サイコパスの犯罪者にかぎって「秩序型」も「無秩序型」も関係ないと言っているようにも思える。

最後に、翻訳についてお断りしておく。本書は、編集部の意向もあって完訳ではなく、原文のやや冗漫なところや一部のエピソードをはぶいている。また、巻頭にある犯罪者たちのプロファイルは、訳者の資料をもとに編集部が短くまとめ、新たにつけてくれたものだ。

文中に出てくる文献については、翻訳されているものは邦訳名で、未訳のものはあえてカタカナでしるしておいた。

いままでにない視点から書かれたこのユニークな精神分析の書が、なにかの啓発のきっかけになることを願って。

一九九五年四月

文庫収録にあたってのあとがき

本書がカナダで出版されたのは一九九三年、邦訳が出版されたのは一九九五年のことであった。それから五年、ミレニアムの年に若干の修正を加えた文庫版が出て、手に入れやすく読みやすくなるのは意義のあることだ。

というのも、この五年のあいだに、常識では考えられない、あるいは同情も理解も不能な犯罪が日本でも頻発し、ややもすればその犯人または容疑者を〝サイコ（パス）＝異常人格の凶悪犯〃という括りに入れて納得しようとするまちがった風潮が出てきているからだ。

たとえば、最近の五年間には、地下鉄サリン事件、神戸小学生殺人事件、和歌山毒物カレー事件、高三男子主婦刺殺事件、栃木女性教師刺殺事件、池袋通り魔事件、新潟少女誘拐監禁事件、成田ミイラ遺体事件、西鉄高速バス乗っ取り事件、栃木リンチ事件などの異常な事件がおきている。

たしかに、無差別に人を殺すよう命じておきながらつかまれば弟子のせいにして平気でいたり、被害者の体を切断して放置したうえ警察を挑発するような行為に出たり、人を殺す体験がしてみたかったという理由だけで人殺しをしたりするのは異常なことではある。

しかし、猟奇的な殺人事件だから犯人はサイコパス、なのではない。動機がひどく歪んでいるから犯人はサイコパス、なのではない。逆に、金やセックスが目当ての単純な犯罪だから犯人はサイコパスでない、のではない。ケチな金がほしくて、被害者をあっさりナイフでひと突きしたはいいが、現場を人に見られて金も奪えず逃走した犯人でも、サイコパスであることはありうる。快楽殺人を犯し、記念品に遺体の一部をもち帰り、しばらくそれを保管して楽しんでいた異常者でも、サイコパスでない場合もある。

そもそも、〝サイコパス〟とは精神医学用語で、もっとも重い場合でも精神病ではないがもっとも軽い場合でも正常ではない、という厄介な人格障害のことだ。しかも、この障害を引き起こす決定因は突きとめられていない。内因性疾患、すなわち〝脳の体質〟によるものか、先天的器質性によるものかもはっきりしない。原因がわからないから、治療の方法すら見つかっていないのが現状だ。

　似たような症状を呈する〝病気〟には、精神分裂病がある。こちらも原因はわかっていないが、サイコパスとの区別はつく。〝障害〟であるサイコパスには、一般に幻聴や幻覚（重度の妄想）などが伴わないからだ。だが、分裂病の研究は進んでいて、向精神薬の開発でだいぶ抑えられるようになっている。

　いっぽう、精神医学界では〝サイコパス〟という言葉が正式には使われなくなっている。ソシオパス（精神病質）という用語と同様に、使われるのはもっぱらマスコミや書物や映画の世界にかぎられる。専門用語としては、〝反社会性人格〟という言葉に置き換えられているが、むろん著者のヘアはそれを充分承知のうえで本書を上梓した。それほどまでに、この社会には医学や科学でも解明できない不可解で危険な人たちが存在すること、あるいは増加していることを訴えたかったのだろう。外見や言葉遣いがどうあれ、このような人びとが良心の欠落した〝捕食人間〟であるのか、本書はあえて病名ではない「診断名」を使ってわかりやすく教えてくれている。

二〇〇〇年七月

小林宏明

本書は一九九五年四月に早川書房より単行本
として刊行された作品を文庫化したものです。

〈数理を愉しむ〉シリーズ

史上最大の発明アルゴリズム
――現代社会を造りあげた根本原理
デイヴィッド・バーリンスキ／林大訳

数学者たちの姿からプログラミングに必須のアルゴリズムを描いた傑作。解説・小飼弾。

不可能、不確定、不完全
――「できない」を証明する数学の力
ジェイムズ・D・スタイン／熊谷玲美・田沢恭子・松井信彦訳

〝できない〟ことの証明が豊かな成果を産む――予備知識なしで数学の神秘に触れる一冊

物質のすべては光
――現代物理学が明かす、力と質量の起源
フランク・ウィルチェック／吉田三知世訳

物質の大半は質量0の粒子から出来ている⁉素粒子物理の最新理論をユーモラスに語る。

隠れていた宇宙 上下
ブライアン・グリーン／竹内薫監修／大田直子訳

先端理論のあるところに多宇宙あり⁉　その凄さと面白さをわかりやすく語る科学解説。

偶然の科学
ダンカン・ワッツ／青木創訳

ネットワーク科学の革命児が、「偶然」で動く社会と経済のメカニズムを平易に説き語る

〈数理を愉しむ〉シリーズ

運は数学にまかせなさい
——確率・統計に学ぶ処世術
ジェフリー・S・ローゼンタール／柴田裕之訳／中村義作監修

宝くじを買うべきでない理由から迷惑メール対策まで、賢く生きるための確率統計の勘所

美の幾何学
——天のたくらみ、人のたくみ
伏見康治・安野光雅・中村義作

自然の事物から紋様、建築まで、美を支える数学的原則を図版満載、鼎談形式で語る名作

$E=mc^2$
——世界一有名な方程式の「伝記」
デイヴィッド・ボダニス／伊藤文英・高橋知子・吉田三知世訳

世界を変えたアインシュタイン方程式の意味と来歴を、伝記風に説き語るユニークな名作

数学と算数の遠近法
——方眼紙を見れば線形代数がわかる
瀬山士郎

方眼紙や食塩水の濃度など、算数で必ず扱うアイテムを通じ高等数学を身近に考える名著

ポアンカレ予想
——世紀の謎を掛けた数学者、解き明かした数学者
G・G・スピーロ／永瀬輝男・志摩亜希子監修／鍛原多惠子ほか訳

現代数学に革新をもたらした世紀の難問が解かれるまでを、数学者群像を交えて描く傑作

ハヤカワ文庫

音楽嗜好症《ミュージコフィリア》

——脳神経科医と音楽に憑かれた人々

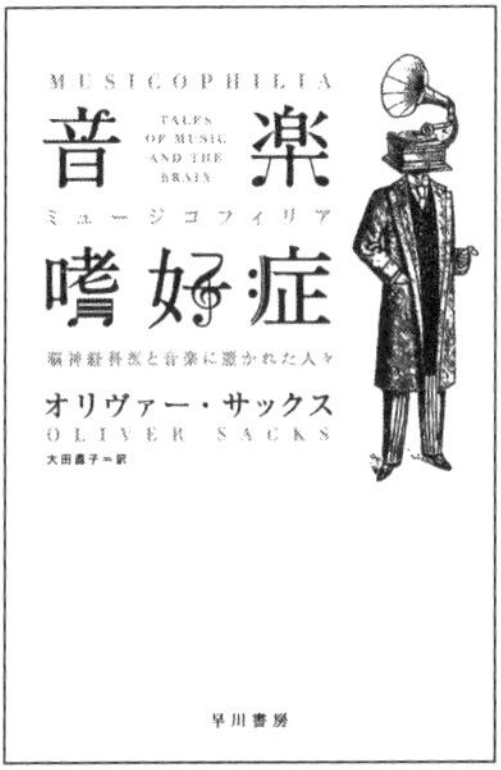

Musicophilia

オリヴァー・サックス

大田直子訳

ハヤカワ文庫ＮＦ

ピーター・バラカン氏絶賛！
池谷裕二氏推薦！

落雷による臨死状態から回復するやピアノ演奏にのめり込んだ医師、指揮や歌うことはできても物事を数秒しか覚えていられない音楽家など、音楽と精神や行動が摩訶不思議に関係する人々を、脳神経科医が豊富な臨床経験をもとに描く医学エッセイ。解説／成毛眞

これからの「正義」の話をしよう

——いまを生き延びるための哲学

Justice

マイケル・サンデル

鬼澤 忍訳

ハヤカワ文庫NF

これが、ハーバード大学史上最多の履修者数を誇る名講義。

1人を殺せば5人を救える状況があったとしたら、あなたはその1人を殺すべきか？ 経済危機から戦後補償まで、現代を覆う困難の奥に潜む、「正義」をめぐる哲学的課題を鮮やかに再検証する。NHK教育テレビ『ハーバード白熱教室』の人気教授が贈る名講義。

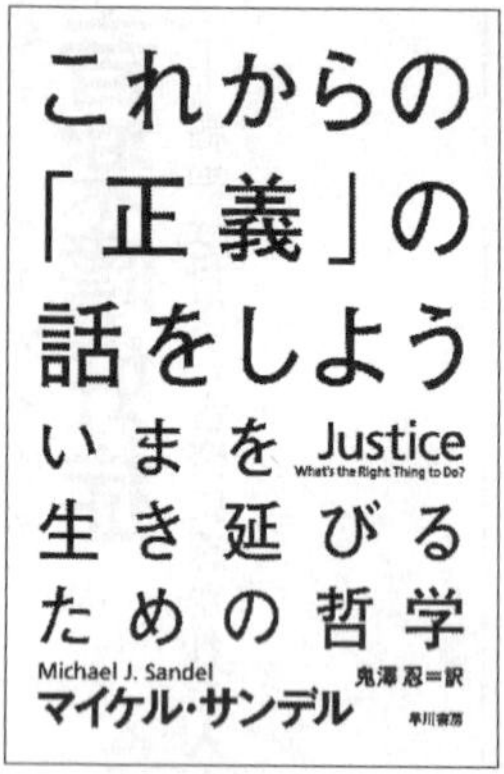

かぜの科学

——もっとも身近な病の生態

Ah-Choo!

ジェニファー・アッカーマン
鍛原多恵子訳

ハヤカワ文庫ＮＦ

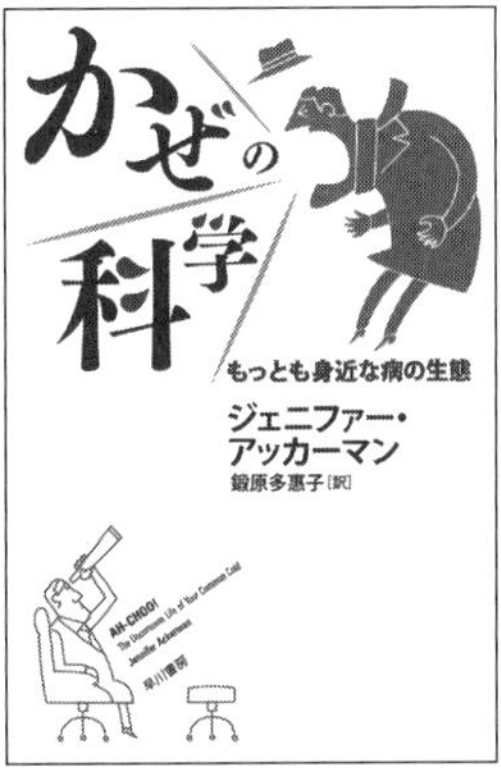

これまでの常識を覆す、まったく新しい風邪読本

人は一生涯に平均二〇〇回も風邪をひく。しかしいまだにワクチンも特効薬もないのはなぜ？　本当に効く予防法とは、対処策とは？　自ら罹患実験に挑んだサイエンスライターが最新の知見を用いて風邪の正体に迫り、民間療法や市販薬の効果のほどを明らかにする！

訳者略歴　1946年生，明治大学文学部英文科卒，英米文学翻訳家　著書『図説　銃器用語事典』他　訳書『ハリウッド警察25時』ウォンボー，『レイディ・イン・ザ・レイク』チャンドラー（共訳），『雨のやまない夜』リーヴズ（以上早川書房刊）他多数

HM=Hayakawa Mystery
SF=Science Fiction
JA=Japanese Author
NV=Novel
NF=Nonfiction
FT=Fantasy

診断名《しんだんめい》サイコパス

身近にひそむ異常人格者たち

〈NF241〉

二〇〇〇年八月十五日　発行
二〇二〇年五月十五日　九刷

（定価はカバーに表示してあります）

著者　ロバート・D・ヘア
訳者　小《こ》林《ばやし》宏《ひろ》明《あき》
発行者　早川浩
発行所　株式会社　早川書房

郵便番号　一〇一 - 〇〇四六
東京都千代田区神田多町二ノ二
電話　〇三 - 三二五二 - 三一一一
振替　〇〇一六〇 - 三 - 四七七九九
https://www.hayakawa-online.co.jp

乱丁・落丁本は小社制作部宛お送り下さい。
送料小社負担にてお取りかえいたします。

印刷・株式会社亨有堂印刷所　製本・株式会社川島製本所
Printed and bound in Japan
ISBN978-4-15-050241-6 C0198

本書は活字が大きく読みやすい〈トールサイズ〉です。